远离常见病系列丛书

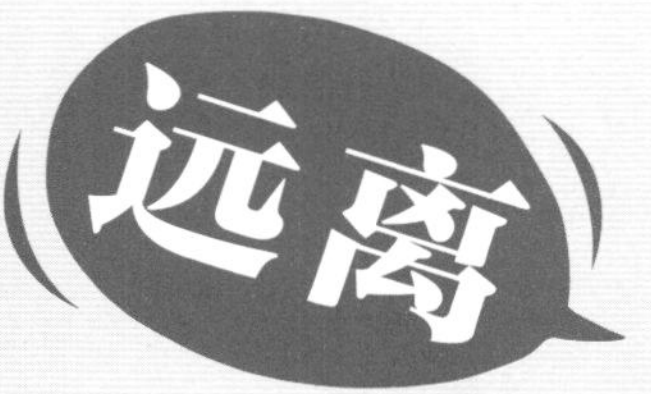

高血脂
很简单

杨明会◎主审

许彦来◎主编

中国人口出版社

China Population Publishing House

全国百佳出版单位

图书在版编目（CIP）数据

远离高血脂很简单 / 许彦来主编 . — 北京：中国人口出版社，2024. 5
ISBN 978-7-5101-8946-3

Ⅰ. ①远… Ⅱ. ①许… Ⅲ. ①高血脂病—防治 Ⅳ. ① R589. 2

中国版本图书馆 CIP 数据核字 (2022) 第 245453 号

远离高血脂很简单

YUANLI GAOXUEZHI HEN JIANDAN

许彦来 主编

责任编辑 张宏君
责任印制 林 鑫 任伟英
插图绘制 黄焱舞
出版发行 中国人口出版社
印　　刷 小森印刷（北京）有限公司
开　　本 880 毫米 × 1230 毫米 1/32
印　　张 7. 25
字　　数 135 千字
版　　次 2024 年 5 月第 1 版
印　　次 2024 年 5 月第 1 次印刷
书　　号 ISBN 978-7-5101-8946-3
定　　价 29.80 元

电子信箱 rkcbs@126.com
总编室电话 (010) 83519392
发行部电话 (010) 83510481
传　　真 (010) 83538190
地　　址 北京市西城区广安门南街 80 号中加大厦
邮政编码 100054

编 委 会

前言

常言道，“人吃五谷杂粮，哪能不生病”。随着时代和社会的发展，社会老龄化逐年加重，人类疾病谱有了明显变化，高血压、高血脂和糖尿病等疾病逐渐成为影响人们健康的主要因素。血脂异常多伴随中老年人左右，发生率居高不下。与此同时，人们对健康也提出了更高的要求，尤其对一些常见疾病的科普知识需求巨大。虽然目前有大量疾病与健康的科普著作问世，但这些著作大多专业性强，不能很好地满足大众的科普需求。因此，如何有效增加公众对常见病、多发病科普知识的了解，提高公众预防疾病、合理治疗、调养康复的能力成为亟待解决的问题。

高血脂是中老年的常见病多发病，但什么是血脂？如何诊断高血脂？高血脂有哪些治疗方案？高血脂如何预防？高血脂的治疗有哪些新进展？很多人对这些问题尚不了解，或了解得不够专业、系统。本书淬炼高血脂相关知识，采用通俗易懂的语言撰写，旨在帮助广大读者了解相关理论知识。

《黄帝内经》有言，“上医治未病，中医治欲病，下医治已病”，有效地控制血脂、预防高血脂，是减少心脑血管疾病发病率的根本。本书着重从高血脂的病理常识、预防治疗、生活调理、中医特色治疗四方面入手，希望能帮助广大读者增强对有关高血脂知识的了解,从而预防高血脂的发生，以利于对疾病的早发现、早治疗、早康复。

由于时间关系，加上自己水平有限，不足之处在所难免，恳请各位专家及广大读者批评指正，以便我们再版时修正。

目 录

第一章 高血脂基础知识

第二章
高血脂的预防和治疗

第三章

饮食和运动疗法

第四章 中医治疗高血脂

第一章

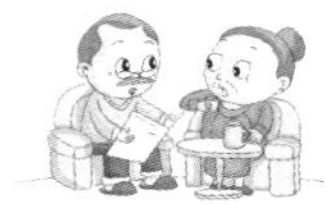

高血脂基础知识

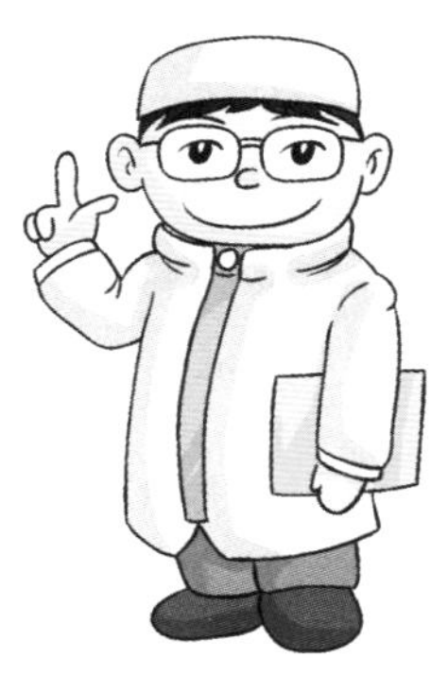

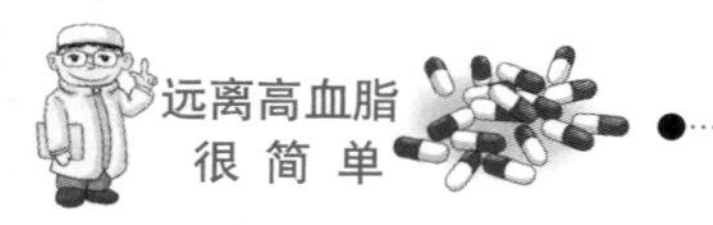

随着人们生活水平的提高以及生活方式的改变，高血脂的发病率逐渐攀升。在常规体格检查中，最常被检查出的身体异常就是血脂的异常。

什么是血脂

血脂是血浆中的中性脂肪（甘油三酯、胆固醇）和类脂（磷脂、糖脂、固醇、类固醇）的总称。

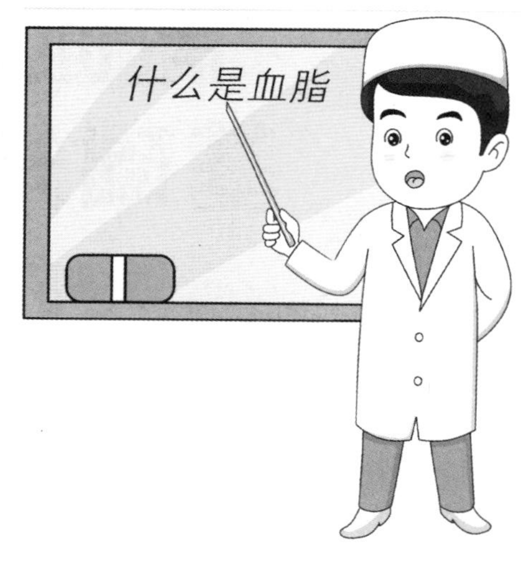

血脂广泛存在于人体中，它们是生命细胞基础代谢的必需物质。血液中脂类含量与全身脂类总量相比只占极少的一部分，但它转运于各组织之间，往往可以反映出体内脂类的代谢情况。一般来说，甘油三酯参与人体内能量代谢，而胆固醇则主要用于合成细胞浆膜、类固醇激素和胆汁酸。

血脂虽仅占全身脂类的极小部分，而且不能超过一定的范围，但却有许多非常重要的功能。如果血脂过高，容易造成“血稠”，血脂在血管壁上沉积，会逐渐形成小斑块（就是我们常说的“动脉粥样硬化”），这些“斑块”会逐渐增多、增大，堵塞血管，使血流变慢，严重时会导致血流中断。

人体中的胆固醇是如何代谢的

人体除脑组织外，其他各组织均可合成胆固醇，每天可合成 1 ~ 2 克。肝脏是合成能力最强的器官，合成量可占体内总合成量的 3/4 以上，其次是小肠。胆固醇在体内合成过程复杂，需要许多酶的参与，并需要能量。

人体内胆固醇的另一来源是食物。正常人饮食中的胆固醇主要来自蛋黄、动物内脏、奶油及肉类等动物性食物。植物性食品不含胆固醇，过多地食用植物性食品可抑制胆固醇的吸收。

人体内胆固醇处于动态平衡，能合成、吸收和代谢。

胆固醇是否越低越好

胆固醇大部分（70%）存在于低密度脂蛋白中，并被带入组织细胞进一步代谢，具有重要的生理功能，因此，胆固醇不是越低越好。

胆固醇的主要生理功能除作为细胞的结构成分外，在体内还可转变为多种重要的类固醇化合物，如人体的肾上腺皮质释放的皮质醇和醛固酮，性腺释放的睾丸酮、雌二醇及维生素 D 等，其前体物质就是胆固醇。在肝脏，一部分胆固醇转变为胆汁酸，胆汁在脂类的消化吸收过程中发挥着重要作用。

因此，胆固醇是人们生命活动中不可缺少的重要物质。只有在胆固醇过高或存在不正常的低密度脂蛋白时才会诱发动脉粥样硬化。

什么是甘油三酯，有什么功能

甘油三酯，是由一分子甘油与三分子脂肪酸合成的一种有机物质，是脂肪的主要成分，是体内的储能物质。

甘油三酯和胆固醇一样也有两个来源：一是外源性，从食物中摄取，在小肠中消化吸收并与小肠自身合成的载脂蛋白组装成乳糜微粒，经淋巴系统进入血液，乳糜微粒中含有90%的甘油三酯。二是内源性，肝脏是合成甘油三酯能力最强的器官，其次是脂肪组织。肝脏合成的甘油三酯与载脂蛋白组装成极低密度脂蛋白，分泌到血液中，极低密度脂蛋白含有60%甘油三酯。

乳糜微粒和极低密度脂蛋白中的甘油三酯经过毛细血管时可释放出许多能量，一部分作为热量散发，一部分以三磷酸腺苷的形式储存，供给机体生命活动需要。

什么是脂蛋白，脂蛋白分几种

各种脂类成分如胆固醇、甘油三酯、磷脂等，就像通常见到的油脂一样不溶于水，也极难溶入血液中，它们必须和一种特殊的蛋白质（载脂蛋白）相结合，形成易溶于水的复合物，这种复合物称为脂蛋白。这些“脂蛋白”分子，如极低密度脂蛋白胆固醇（VLDL - C）、高密度脂蛋白胆固醇（HDL - C）等，具有亲水的性质，溶解于血液中，并进入组织细胞作为营养物质建造自身的原料。

各种脂蛋白与蛋白质不完全相同，科学家用超速离心法或电泳的方法分析，将血浆脂蛋白分为五种：即乳糜微粒（CM）、极低密度脂蛋白（VLDL）、低密度脂蛋白（LDL）、中密度脂蛋白（IDL）和高密度脂蛋白（HDL）。

这五类脂蛋白密度是依次增加的，而颗粒大小则依次变小。关键是这五类脂蛋白内含有的胆固醇和甘油三酯的量不同。

近年来又发现一种定名为“脂蛋白（a）”的脂蛋白，其密度和颗粒直径介于低密度脂蛋白和高密度脂蛋白之间，化学结构与低密度脂蛋白相似。流行病学与临床研究发现，脂蛋白（a）与冠心病有密切联系。

高密度脂蛋白有什么作用

高密度脂蛋白主要由磷脂和载脂蛋白 A 组成，仅含有少量的胆固醇。

高密度脂蛋白主要由肝脏和小肠合成，也可来自乳糜微粒和极低密度脂蛋白的分解。新生成的高密度脂蛋白进入血液后，由于密度大、颗粒小，易进入组织间隙。由于物理平衡的作用，从细胞流出的游离胆固醇易与高密度脂蛋白上的载脂蛋白 A 形成复合体，同时高密度脂蛋白也接受乳糜微粒和极低密度脂蛋白分解过程中转移来的胆固醇和磷脂，最后使游离的胆固醇脂化成胆固醇酯。高密度脂蛋白不断接受胆固醇，并不断脂化成胆固醇酯。携带有胆固醇酯的高密度脂蛋白最终在肝脏分解，其胆固醇随胆汁排出体外。

高密度脂蛋白的功能主要为以下 5 种：

①清除机体细胞的胆固醇，并运到肝脏分解；

②与低密度脂蛋白竞争，减少周围细胞对低密度脂蛋白

的摄取；

③促使甘油三酯水解；

④抑制胆固醇的合成；

⑤抑制平滑肌细胞增生，保护内皮细胞不受损。

低密度脂蛋白有什么作用

低密度脂蛋白是极低密度脂蛋白的分解产物，主要含胆固醇和胆固醇酯，功能为运输胆固醇到全身组织以合成细胞膜和肾上腺皮质激素，参与磷脂的运转和调节周围组织合成胆固醇。

低密度脂蛋白密度相对较小，能很快穿过动脉壁，进入血管内膜下层，并刺激动脉壁平滑肌细胞增生，当血浆中低密度脂蛋白的浓度增高时，超过动脉壁的清除率，过多的低密度脂蛋白聚集在动脉壁上易导致动脉粥样硬化。因此，低密度脂蛋白是所有血浆脂蛋白中首要的致动脉粥样硬化性脂蛋白。

载脂蛋白主要分为几种，有什么作用

载脂蛋白的种类很多，主要有载脂蛋白 A、载脂蛋白 B、载脂蛋白 C、载脂蛋白 D、载脂蛋白 E、载脂蛋白 F 等，它们又分成几种亚型。

血液中含量最高的是载脂蛋白 A 和载脂蛋白 B，是临床上常检测的血脂项目。

那么这些载脂蛋白各有什么功能呢?

（1）载脂蛋白 A 占高密度脂蛋白总蛋白含量的 80%，血清中载脂蛋白 A 正常含量为 1.00 ~ 1.60 毫摩尔 / 升。测定载脂蛋白 A 水平可以反映高密度脂蛋白水平。

高密度脂蛋白可将周围组织细胞中的多余胆固醇（包括动脉壁内的胆固醇）转移到肝脏进行代谢。载脂蛋白 A 含量降低时，血中高密度脂蛋白含量也减少，可加速动脉粥样硬化，易导致冠心病的发生。

（2）载脂蛋白 B 在载脂蛋白中最易导致动脉粥样硬化。载脂蛋白 B 主要分布在低密度脂蛋白中，其次是极低密度脂蛋白。因此，载脂蛋白 B 水平反映着低密度脂蛋白的水平。低密度脂蛋白是致动脉粥样硬化的最主要的脂蛋白之一，因此，载脂蛋白 B 水平升高时，发生动脉粥样硬化的危险性就增加。另外，低密度脂蛋白胆固醇水平正常，但载脂蛋白 B 增多，冠心病的发病率也会增加。这种情况多见于家族性高载脂蛋白 B 血症。

正常情况下，载脂蛋白 B 浓度为 0.80 ~ 1.00 毫摩尔 / 升。

（3）载脂蛋白 C 在肝内合成。作为极低密度脂蛋白组成部分释放入血循环中。载脂蛋白 C 如果存在先天缺陷，乳糜微粒和极低密度脂蛋白中的甘油三酯不能正常分解代谢，在血液中堆积，严重时可诱发急性胰腺炎。

（4）载脂蛋白 D 可能是胆固醇酯的转运蛋白，把胆固醇酯从高密度脂蛋白转运到低密度脂蛋白及极低密度脂蛋白中。

（5）载脂蛋白 E 在肝内合成。主要存在于乳糜微粒和极低密度脂蛋白和部分高密度脂蛋白中，与人体脂质运输及代谢密切相关。研究表明，载脂蛋白 E 与阿尔茨海默病的发病有密切关系，与动脉粥样硬化也有关系。

什么是高血脂

高血脂的医学专业称谓是“高脂血症”，是指血中总胆固醇浓度或（和）甘油三酯浓度超过标准值的疾病。它实际上是指血浆中某一类或某几类脂蛋白水平升高的表现，严格来说应称为高脂蛋白血症。近年来，医学界逐渐认识到血浆中高密度脂蛋白异常也是一种血脂代谢紊乱。因而，有人建议采用脂质异常症统称之，并认为这一名词能更为全面准确地反映血脂代谢紊乱状态。但是，由于高血脂使用时间长且简明通俗，所以至今仍然广泛沿用。

临床上高血脂是如何确定的

目前，国内一般以成年人空腹血清总胆固醇超过 6.21 毫摩尔 / 升，甘油三酯超过 2.26 毫摩尔 / 升，可诊断为高血脂。根据血清总胆固醇、甘油三酯和高密度脂蛋白胆固醇的测定结果，通常将高血脂分为以下 4 种类型：

高胆固醇血症

血清总胆固醇含量增高，超过 6.21 毫摩尔 / 升，而甘油三酯含量正常，即甘油三酯＜ 2.26 毫摩尔 / 升。

高甘油三酯血症

血清甘油三酯含量增高，超过 2.26 毫摩尔 / 升，而总胆固醇含量正常，即总胆固醇＜ 6.21 毫摩尔 / 升。

混合型高血脂

血清总胆固醇和甘油三酯含量均增高，即总胆固醇含量超过 6.21 毫摩尔 / 升，甘油三酯含量超过 2.26 毫摩尔 / 升。

低高密度脂蛋白血症

血清高密度脂蛋白胆固醇含量降低，小于9.00毫摩尔/升。

什么是原发性高血脂

有些疾病，如糖尿病、肾脏疾病、甲状腺功能减退症等也可以引起血脂升高，我们称这类血脂升高为“继发性高血脂”，也就是由于其他疾病引起血脂的升高，治疗原有的疾病可能会改善血脂的情况。

但是很多血脂升高的患者找不到明确的引起血脂升高的原因，我们称之为“原发性高血脂”。其原因常常与基因突变有关。

血脂中的“好”与“不好”如何区分

血脂四项中，总胆固醇及低密度脂蛋白胆固醇过高是造成血管损伤、导致血管发生动脉粥样硬化最主要的不良成分，甘油三酯过高也会对血管造成伤害。

高密度脂蛋白胆固醇升高并不是坏事，因为这种血脂升高

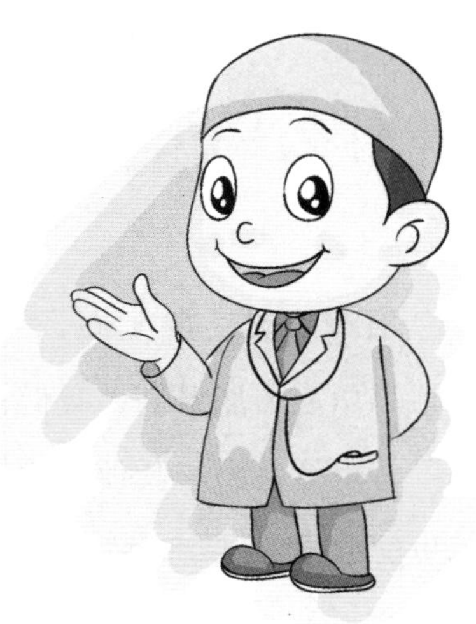

对血管有保护作用，有一定的抗动脉粥样硬化的作用，所以普通老百姓常把高密度脂蛋白胆固醇叫作“好胆固醇”。

在医院里，你会听到医生告诉你：“高密度脂蛋白胆固醇高了好，低密度脂蛋白胆固醇、总胆固醇和甘油三酯低了好。”

有时某些医院还会在检查报告中列有一项：VLDL - C，即极低密度脂蛋白胆固醇。这种胆固醇过低也是不正常的。

总胆固醇、低密度脂蛋白胆固醇及甘油三酯升高对人体会造成不良影响，医生常说的高血脂就是指这些成分的升高。高密度脂蛋白胆固醇水平升高对人体有保护作用，因此高血脂并不是指它的升高。可见，血脂化验单上的血脂项目有升高的箭头并非都是坏事，一定要看清楚是哪项血脂升高了。

了解自己的血脂高低很重要吗

大量的科学研究证实，血脂异常可引起许多疾病，特别是容易引发心血管疾病。然而，仍然有很多人并不知道自己的血脂情况。从下面这个病例中就可见一斑：有位姓陈的女士，今年40多岁，上眼睑长出了两个隆起的黄色肿块，软软的，不痛不痒，只是有损美观。于是便去找美容师做了冷冻治疗，刚开始效果还挺好。但是，数月后这些肿块又慢慢长出来了，后又反复做过几次美容术，总是消而复长。

有一天，这位陈女士陪丈夫去医院看病，恰好被血液专家发现了她眼睑上的“瑕疵”，建议她化验血脂。当时，陈女士还有点疑惑，心想：“血脂高也会与我的眼睑肿块有关？”后来，陈女士还是听从血液专家的意见，到医院去化验了血脂，化验结果显示其血脂确实高。陈女士被告知眼睑上的肿块“都是高血脂惹的祸”。

血脂异常时，血液中的脂肪不仅可沉积在血管壁上，引起心血管疾病；也可沉积在身体的其他部位，如皮肤下层。

在后一种情况下，可出现皮肤肿块或疹子（颜色可为黄色、橘黄色或棕红色，触之柔软，多发生在眼睑和关节上），医学上称为黄色瘤。上述陈女士便是这种黄色瘤患者。有些血脂异常的人也可以没有任何异常迹象。因此，医学专家建议20岁以上的成人应每5年常规化验1次血脂，对于那些家族中有高血脂和（或）早发冠心病亲属的儿童，也应定期化验血脂，最好是化验血脂全套。

血脂升高初期患者有感觉吗

血脂升高一般没有症状，也可以说高血脂是一个隐形“杀手”。它对人体的损害是悄然发生并逐渐进行的，在不知不觉中就会对人体造成不可逆转的损害。

血脂高引起心脑血管疾病是一个较为缓慢的过程，常常从青壮年就开始侵袭动脉血管，早期几乎没有任何症状，常被人们忽视。但是等到高血脂造成人体相应器官出现损害时才开始治疗，效果远远不如早期治疗的效果好。

可见，定期检查血脂非常必要，这样做有助于早发现、早治疗。

高血脂有哪些临床表现

高血脂在临床上多表现为头晕、神疲乏力、失眠健忘、肢体麻木、胸闷、心悸等，还会与其他疾病的临床症状相混淆，有的患者血脂高但无症状，常常是在体检化验血液时发现高血脂。另外，高血脂常常伴随着体重超重或肥胖。

长期血脂高，脂质在血管内皮沉积所引起的动脉粥样硬化，会引起冠心病和周围动脉疾病等，表现为心绞痛、心肌梗死、脑卒中和间歇性跛行（肢体活动后疼痛）。

高血脂时脂质在真皮内沉积所引起的黄色瘤，表现为异常的局限性皮肤隆突起，其颜色可为黄色、橘黄色或棕红色，多呈结节、斑块或丘疹形状。

少数高血脂患者还可出现角膜弓和脂血症眼底改变。角膜弓又称老年环，若发生在 40 岁以下，则多伴有高血脂，以家族性高胆固醇血症多见，但特异性不强。明显的高甘油三酯血症可引起急性胰腺炎。

腿部抽筋是高血脂的症状吗

现代医学研究表明：腿部抽筋并经常感到刺痛，可能是胆固醇积存在腿部的肌肉里引起的。如果人体胆固醇过高，腿部血供减少，血流不畅，代谢产物不能及时被血液带走，当达到一定浓度时，就会刺激肌肉收缩，从而引起疼痛抽筋。这样的人在白天活动时，甚至会发生“间歇性跛行”的症状。随着动脉硬化及血管栓塞的加重，此症状还会加重，发作的次数明显增多，发作的时间也逐渐延长。当然，着凉和缺钙也可引起老年人腿痛抽筋，但没有高血脂所致者严重。在防治上两者不应绝对分开，应互相兼顾，才能有效。

高血脂会遗传吗

很多高血脂患者经常问这样的问题，他们的下一代是否也会得这样的病。追溯某些高血脂患者的先辈病史，常发现家族成员中部分有血脂升高，因此有人认为高血脂是会遗传的。然而，高血脂究竟会不会遗传，不能一概而论。因为引起血脂升高的原因是多方面的，除遗传因素外，传统的饮食习惯、运动量的多少、工作方式等外界环境因素的作用也是非常重要的。

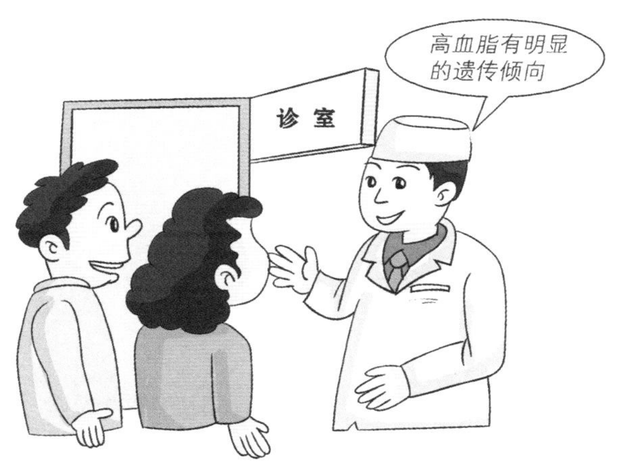

比如，一位母亲有高血脂，她的 4 个孩子也有血脂异常，这就很可能是基因遗传的作用。如果父母亲都没有高血脂，而家中有一个孩子有血脂异常，就很有可能不是由遗传因素导致的。许多高血脂具有家族聚集性，有明显的遗传倾向，这些高血脂统称为家族性高血脂。有些家族性高血脂的遗传基因缺陷已基本清楚，如家族性高胆固醇血症，它是一种常染色体显性遗传性疾病，由于基因突变使细胞膜表面的一种能分解代谢血脂的受体缺乏或异常，导致血液中低密度脂蛋白清除受阻，使血中的低密度脂蛋白堆积，造成血浆总胆固醇水平和低密度脂蛋白胆固醇水平明显升高。

但是，临床上最常见的高血脂即普通高胆固醇血症，是多个基因和膳食以及其他环境因素之间相互作用的结果。这类高血脂是在一定的遗传背景下，通过环境的影响而发生的。

人为什么会得高血脂

人体有复杂的调节机制来控制胆固醇的吸收、合成、分解及排泄，保持其在血液中的浓度达到动态平衡。

血清胆固醇主要来自体内合成，肠道的吸收量受到机体的严格调控，并不与进食的胆固醇量成正比。如每人每天胆固醇摄入量增加 100 毫克，血清胆固醇只上升 3 ～ 5 毫克 / 分升。体内每天合成的胆固醇量约有 1.5 克，这个量比外源性胆固醇高得多。肝脏既是胆固醇的合成场所，也是分解处理胆固醇的地方。

当进食过多的动物脂肪（可成为肝、小肠合成胆固醇的原料）或在患某些疾病的时候（如先天性脂代谢障碍，肝脏代谢出现障碍时）可造成高血脂。

某些因素，如精神刺激、吸烟、紧张、季节气温变化、月经、妊娠等，都可引起血清胆固醇水平的明显波动。

血脂和脂蛋白通常随年龄增长而增高，这是老年人血脂和脂蛋白的代谢全面降低的结果。一般来说，男性到50岁，女性到65岁，胆固醇和甘油三酯的水平可以达到峰值。老年人的血脂浓度随体重增加、活动减少而有所升高。

除了上述原因和其他一些疾病状态可以引起血脂的异常外，很多的高血脂与基因有关。临床上，家族遗传性的高血脂患者也不少见。

另外，身体不能很好地分解代谢胆固醇也是引起血脂升高的原因。

哪些人易患高血脂

易患人群就是容易得某种疾病的一群人，他们往往具有共同点。高血脂易患人群的共同点主要包括以下几种：

（1）家族中有高血脂患者的人。

（2）肥胖的人，尤其是腹型肥胖的人。

（3）中老年人群。

（4）年龄在35岁以上，且长期高脂高糖饮食的人。

（5）绝经后妇女。

（6）长期吸烟、酗酒、不爱运动的人。

（7）患高血压、冠心病、肝脏疾病、肾病综合征、肾功能衰竭、糖尿病、痛风、甲状腺功能低下、肿瘤等疾病的人。

（8）情绪容易激动或悲观、长期精神紧张、生活无规律的人。

（9）应用避孕药、类固醇等特殊药物的人。

肥胖的人为什么易患高血脂

肥胖的人，尤其是腹型肥胖的人容易血脂高。腹型肥胖患者发生高血脂的危险性是全身匀称型肥胖患者的2～3倍。腹型肥胖又名向心性肥胖、苹果形肥胖等，这类患者体形最粗的部位是在腹部，腰围往往大于臀围，形如苹果。

流行病学研究表明，体重增加可引起血脂异常。单纯肥胖人群平均甘油三酯、总胆固醇水平显著高于年龄、性别相当的对照者。这类人群不仅比体形匀称的人群更容易发生高血脂，还更容易发生其他心脑血管疾病。

中老年人为什么易患高血脂

民间俗语说“树老根多，人老病多”。一般而言，人体的各项机能在进入中老年之后会随着年龄的增长而逐渐走下坡路，包括血脂代谢。临床流行病学调查显示，高血脂的发病率是随着年龄的增长而升高的，因此中老年人群是高血脂的易感人群。

老年人容易患高血脂的真正原因不甚清楚，可能与各方面的机能代谢紊乱或某些代谢功能下降有关。

很多老年人易患高血压，很多高血脂患者合并有高血压，同样，很多高血压患者也合并有高血脂，二者密切相关，像一对双胞胎。但具体是高血压引起高血脂，还是高血脂引起高血压，目前医学界还未研究清楚。

无论如何，高血脂患者应注意自己的血压状况，高血压患者也应注意自己的血脂状况。

高血脂与哪些因素有关

引起血脂升高的原因是多方面的，除遗传因素外，传统的饮食习惯、运动量的多少、工作方式等外界环境因素的作用也是非常重要的。高血脂常是由于先天遗传基因缺陷或后天的饮食习惯及生活方式和其他环境因素等引起。

有些高血脂具有一定的遗传性，这些人身上没有导致高血脂的特殊原因，出现脂质代谢异常可能是家族遗传的原因。这类高血脂往往又具有家族聚集性。

这些患者往往由于基因的异常，造成血脂的清除障碍，使得总胆固醇水平和低密度脂蛋白胆固醇水平明显升高。遗传性的高血脂患者的血脂水平常常很高。

情绪对血脂是否有影响

国内流行病学调查发现，有些高血脂的老年患者离退休后在药物和饮食习惯、生活方式不变的情况下，血脂浓度却明显下降甚至逐渐恢复正常，且血脂下降特点是稳定、持久的，并不是短暂的波动。显然其血脂浓度下降与离退休密切相关。

国内外冠心病普查资料表明，长期睡眠不佳、精神经常紧张、忧虑及紧迫感均能影响血脂代谢；而离退休患者脱离了紧张的工作环境，血脂代谢障碍有可能得到了纠正。

有文献报道，情绪紧张、争吵、激动、悲伤时均可增加儿茶酚胺的分泌、游离脂肪酸增多，从而促使血清胆固醇、甘油三酯水平升高。抑郁会使高密度脂蛋白胆固醇降低。在动物实验中也观察到，对已形成高胆固醇血症的实验动物，每天给予安定及抚摸，结果其动脉粥样硬化病变形成范围明显减小。

综上所述，精神、情绪等心理因素对脂质有一定程度的影响，但其作用机制尚未明了。

年轻人是否有患高血脂的可能

从目前高血脂患者的年龄分布情况来看，30 ~ 40 岁人群是发病高峰，20 多岁的也很多见，尤其集中于男性患者。

高血脂的年轻化，除遗传因素外，与年轻人不健康的工作方式（工作压力过大、长期静坐、精神紧张、焦虑等）、不健康的生活方式（少动、长期熬夜等）和不合理的饮食习惯（过量食用高脂肪食物、酗酒、吸烟等）等因素有关。

饮食营养不均衡，如饱和脂肪酸摄入过多，微量元素及维生素摄入不足，再加上吸烟、喝酒等不良饮食和生活习惯会导致血液黏稠、血脂高。工作忙碌，使得身体锻炼越来越少，体质变弱；而且精神高度紧张或过度焦虑，往往会引起或者加重高血脂的发展，导致冠状动脉痉挛，成为心脏病的诱因。

瘦人会得高血脂吗

高血脂具有“隐蔽性”，多不容易被人发现，并不是身体偏瘦的人就不可能有高血脂。人的血脂水平与体形并无必然联系。高血脂多数是饮食结构不合理所致，大鱼大肉、暴饮暴食都可能引起高血脂。临床上瘦人的高血脂多为低密度脂蛋白偏高。

所以，无论胖瘦，只有经过抽血化验才能判断血脂是否正常，年龄超过 40 岁的男性或者绝经后的女性，以及体形肥胖、有高血脂及心脑血管病家族史者，每年至少应检测一次血脂，以确定血脂是否正常。

饮食对高血脂有哪些影响

近年来，我国高血脂、高血压、冠心病、糖尿病、肥胖症等“富裕性疾病”的发病率明显上升，其中有相当大的比例是与饮食密切相关的。

饮食对血浆脂质和脂蛋白影响特别显著。动物蛋白、酒精、饱和脂肪酸均可使低密度脂蛋白增高。糖类摄入过多，可影响胰岛素分泌，加速肝脏极低密度脂蛋白的合成，易引起高甘油三酯血症。胆固醇和动物脂肪摄入过多与高胆固醇血症形成有关，其他膳食成分如长期摄入过多的蛋白质以及膳食纤维摄入过少等也与高血脂的发生有关。饮食中摄入脂肪（特别是胆固醇）过多和缺血性心脏病的因果关系已经非常明确。

吸烟能使血脂升高吗

吸烟对高血脂、动脉粥样硬化性心脑血管疾病有害无益。吸烟能升高血清总胆固醇和甘油三酯水平。

流行病学调查发现，吸烟者血清总胆固醇和甘油三酯水平较不吸烟者高，两者有显著性差异，且与吸烟多少呈正相关。吸烟能降低血中高密度脂蛋白胆固醇。吸烟与血清高密度脂蛋白胆固醇呈负相关。

胆固醇升高和高密度脂蛋白胆固醇降低可能与吸烟后血中一氧化碳浓度增高有关，甘油三酯升高与香烟中大量尼古丁和一氧化碳刺激交感神经兴奋，使血浆游离脂肪酸增加，同时脂质从脂肪组织中释放，使甘油三酯水平升高。

避孕药能引起血脂升高吗

避孕药可分为女用和男用两大类。目前常用的几乎都是女用避孕药。它们都是由不同类型的雌激素和孕激素配伍而成的人工合成制剂。

大量研究证实，长期口服避孕药可引起血清胆固醇、甘油三酯、极低密度脂蛋白和低密度脂蛋白增高，可增加动脉粥样硬化的危险性，促进冠心病的发生和发展。口服避孕药对高密度脂蛋白胆固醇和低密度脂蛋白胆固醇的影响与避孕药中所含雌激素和孕激素的比例有关。若雌激素占优势可增加抗动脉粥样硬化的高密度脂蛋白水平，而孕激素占优势则可增加致动脉粥样硬化的低密度脂蛋白水平，减少高密度脂蛋白的水平。因此，口服避孕药的女性一定要在医生指导下合理选用，并应定期进行血脂等方面的检查。

为什么甲状腺功能降低的人容易患高血脂

引发血脂升高的病因较多，但大体上可分为遗传性的和继发于某些疾病基础上的。这些疾病可能影响了血脂代谢而造成血脂的升高。

如患甲状腺功能降低这种疾病时，由于血浆中的甲状腺激素含量不足，肝脏中胆固醇合成增加，而代谢减少，于是引起血浆中胆固醇升高。此外，甲状腺功能降低的患者往往由于代谢率降低，体重会增加，而肥胖是血脂升高的原因之一。补充甲状腺激素，恢复甲状腺激素增加机体代谢的功能对改善血脂有帮助。

高血脂有什么危害

由于高血脂没有明显的症状，所以很多人没有意识到高血脂的危害，对高血脂的重视程度远远不够。

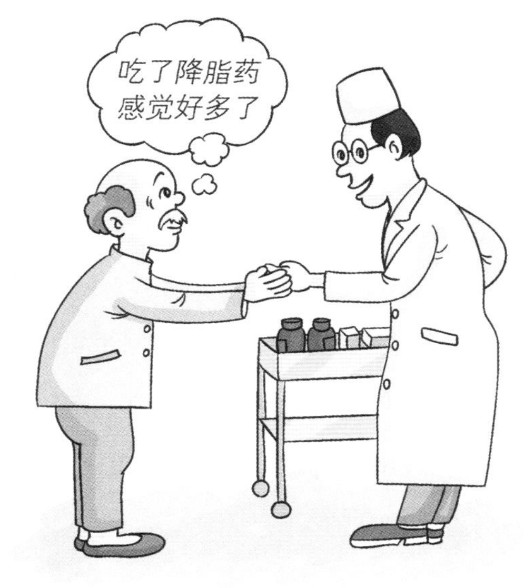

如果血脂过高，容易造成“血稠”，血脂在血管壁上沉积，会逐渐形成小的斑块（就是我们常说的“动脉粥样硬化”），这些斑块会逐渐增多、增大，堵塞血管，使血流变慢，严重时会使血流完全被阻断。这种情况如果发生在心脏，就会引起冠心病甚至心肌梗死；如果发生在眼睛，就会导致视力下降甚至失明；如果发生在脑部，就会造成缺血性脑卒中；如果发生在肾脏，就会引起严重的高血压甚至肾功能衰竭；如果发生在下肢，就会出现间歇性跛行甚至肢体溃烂、坏死。此外，高血脂还可引发高血压、胆结石、胰腺炎，加重肝炎，导致男性性功能障碍、老年性痴呆等疾病。最新的研究发现，某些癌症的发病可能也与高血脂有关。

血脂过高是引发心脑血管疾病的危险因素吗

心脑血管疾病是引起人类死亡的主要病因之一，目前已经成为引起人类死亡的头号杀手。研究发现，有很多危险因素可以使心脑血管疾病发病率明显升高，高血脂是最重要的危险因素之一。

常见的引发心脑血管疾病的危险因素被分为：人们不可控制的危险因素和可控制的危险因素。

不可控的危险因素主要包括：年龄增长（老龄化）、性别（男性比同年龄的未绝经女性更容易患心脑血管疾病）、早发冠心病家族史等。

可控制的危险因素主要有：腹型肥胖、不健康饮食、缺乏体育锻炼、高血压、高血脂、2 型糖尿病、吸烟等。

如果一个人同时有上述多种危险因素共同存在的话，发生心脑血管疾病的危险会大幅度增加。因此，早期发现危险因素，早期给予良好的控制，可以最大限度地降低心脑血管疾病的发病危险。

什么是动脉粥样硬化

动脉粥样硬化是一种主要侵犯大、中动脉，是以血管管腔内膜增厚、变硬、管腔狭窄为特征的疾病。它虽然进展缓慢，但最终会导致血管腔过分狭窄，局部供血不足或中断，引起心肌梗死或脑卒中等，甚至会导致猝死。

当多种刺激造成血管内皮细胞损伤后，脂质（主要是胆固醇）就会从损伤处沉积，再发生一系列复杂的病变，最终形成动脉粥样硬化。

发生在冠状动脉的粥样硬化是造成冠心病、心绞痛的根本原因，发生在脑动脉的粥样硬化是造成脑卒中的主要原因。

高血脂与动脉粥样硬化是什么关系

大量事实表明，高血脂与动脉粥样硬化的发生和发展关系密切。正常情况下，少量脂质也可渗入动脉内膜，再经过动脉中层和外膜的营养血管返回到血液循环。如果出现血脂含量异常增高，各种因素促使营养血管脂质回流减少，脂质在血管壁内过多过早地摄取，各种原因（如高血压、吸烟）引起动脉内膜损伤、内膜屏障作用削弱等情况，上述平衡被打破，就会促发动脉粥样硬化。

各类脂蛋白中包含不同成分和含量的胆固醇、甘油三酯、脂肪酸和原脂蛋白。乳糜微粒在血液中存在时间很短。极低密度脂蛋白虽不能直接进入动脉壁，但90%的低密度脂蛋白源自极低密度脂蛋白，故极低密度脂蛋白增高可间接导致动脉粥样硬化。

高密度脂蛋白胆固醇可帮助低密度脂蛋白转运，高浓度的高密度脂蛋白胆固醇可抑制平滑肌细胞吞噬脂质，故高密度脂蛋白对动脉粥样硬化有保护作用。致动脉粥样硬化作用最强的是低密度脂蛋白。低密度脂蛋白中所含的β-原蛋白还可刺激动脉壁平滑肌细胞增殖及进入内膜下层。

血中的斑块是如何形成的

血脂过高可透过血管壁沉积在内皮下，引起一些慢性炎症，这些沉积在血管壁内的血脂成分主要是可引起动脉粥样硬化的血脂。随后机体的一些细胞会吞噬这些沉积在血管壁内的脂质成分，局部形成脂质核心，某些物质，包括纤维组织会包绕此脂质核心，最后形成斑块。因此，斑块的构成是中心为脂质池，外周有纤维帽包绕。

如果纤维帽较厚，脂质池较小，斑块不容易破裂，此种斑块称为“较为稳定的斑块”。相反，如果纤维帽较薄，脂质池较大，斑块容易破裂，此种斑块称为“不稳定的斑块”或“易损斑块”。

糖尿病患者为什么易患冠心病

人体内有一种内脏组织叫胰腺，胰腺产生胰岛素，胰岛素的作用就是帮助血液中的葡萄糖进入身体的每一个细胞中被利用，产生人体需要的能量三磷酸腺苷（ATP）。

如果胰腺出了问题导致胰岛素的产量下降或者自己的身体对体内已经有的胰岛素不敏感，那么葡萄糖不能被我们人体组织细胞利用，大量地潴留在血液循环中，使血糖水平明显增高，这个时候就变成糖尿病了。

长期的高血糖状态损害动脉血管的内皮功能，使得“坏胆固醇”容易进入血管内皮，成为泡沫细胞的核心内容，与高血糖状态同时存在的还有另外一种叫作“脂质三联症”的异常情况，后者包括甘油三酯水平增高、高密度脂蛋白胆固醇水平降低和小而密的低密度脂蛋白颗粒增加的共同存在，而且小而密的低密度脂蛋白颗粒导致动脉粥样硬化的作用特别强，因此科学家又把这三种高血脂同时存在的状态称为“死亡三重奏”。因为它们既可以单独也可以协同导致动脉粥样硬化的形成，使糖尿病患者容易患上冠心病。

动脉粥样硬化是怎样引发冠心病的

动脉粥样硬化与脂质代谢障碍密切相关。多见于大、中动脉，以动脉内膜上有脂质沉着、形成粥糜状病灶及纤维增生、使血管壁变硬为特征。

动脉粥样硬化的病理变化主要累及体循环系统的大型弹力型动脉（如主动脉）和中型肌弹力型动脉（以冠状动脉和脑动脉罹患最多，肢体各动脉、肾动脉和肠系膜动脉次之，脾动脉也可受累），而肺循环动脉极少受累。

动脉粥样硬化时，可以在动脉壁内膜出现脂质条纹病变、纤维斑块病变和复合病变 3 种类型的病理改变。而复合病变是由纤维斑块发生出血、坏死、溃疡、钙化和附壁血栓所形成。本病多见于老年人和中年人，其严重性在于心、脑的动脉粥样硬化常导致心、脑的缺血性病变，如冠心病、椎基底动脉供血不足、脑血栓形成等，这些病症可产生严重的后果。

高血脂是怎样引发脂肪肝的

在正常情况下，肝脏中的脂类物质占肝脏湿重的4%～7%，其中甘油三酯约占50%，当肝脏中的甘油三酯异常堆积时就称为脂肪肝。轻者肝内甘油三酯约占肝湿重的10%，重者可达50%以上，患脂肪肝时磷脂等类脂并不增多反而降低。

大部分脂肪肝患者并没有症状，而只是在体检进行血脂、肝功能和B超检查时发现，部分患者可有全身无力、腹胀、食欲缺乏、肝区闷痛不适等症状。

脂肪肝患者在体检时可发现肝脏有不同程度的肿大，边缘钝，表面光滑，可有轻触痛，无蜘蛛痣、肝掌和黄疸。多数患者血脂增高，肝功能检查可有轻度的异常如谷丙转氨酶增高，但胆红素水平正常。B超检查提示有脂肪肝的改变。引起脂肪肝的常见因素有以下几种。

高脂肪、高糖饮食

食用高脂肪食物可以使得进入肝脏的脂肪和脂肪酸过多，如果超过肝脏的输出，脂肪即可沉积于肝脏。高糖饮食的人，从肠道吸收到体内的糖也增多，过多的糖可在体内转变为脂肪。因此，如果一个人既摄入高脂肪饮食又摄入高糖饮食，那就更易发生脂肪肝了。

各种原因造成的脂肪动员加强

如糖尿病患者由于胰岛素的不足，机体组织对糖的利用减少，脂肪动员增强，使血浆非酯化脂肪酸浓度升高，肝脏摄取的脂肪酸也因而增多，当肝脏合成甘油三酯的速度超过了极低密度脂蛋白分泌进血流的速度时，便出现肝中甘油三酯的堆积，造成脂肪肝。

营养因素缺乏

必需脂肪酸是合成磷脂的成分，一般认为必需脂肪酸缺乏而使磷脂合成减少，也可造成脂肪肝。此外，大量地进食胆固醇，缺乏维生素 B_6 和泛酸也会造成脂肪肝。

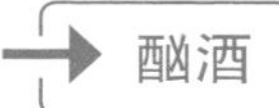

酗酒

酒中的乙醇可直接造成肝损伤，大量乙醇可使三羧酸循环减弱，脂肪酸氧化发生障碍，而导致肝中脂肪存积。

脑卒中与高血脂有什么关系

随着年龄的增长，人体的血管会像水管结水垢一样逐渐堵塞，当血管被堵塞 50%时，人们还不会有所感觉，当堵塞 70%时则可能引发脑卒中。

颈动脉供应大脑的血液，当颈动脉和脑内的动脉发生动脉粥样硬化时，也可引起管腔狭窄及管壁弹力减弱，脑组织长期供血不足时可发生脑萎缩或局部软化，脑动脉发生血栓或破裂可引起它所供血范围的脑组织血液循环受阻，造成脑组织损伤。

亚洲人发生脑卒中和冠心病的危险性是与血清总胆固醇

水平的升高和舒张压的升高相关联的。舒张压每升高25毫米汞柱，发生脑卒中的危险相应地增加16倍。舒张压与脑卒中之间的关系，既见于出血性脑卒中，也见于缺血性脑卒中。舒张压每升高5毫米汞柱，发生冠心病的危险增加30%，相比之下，发生脑卒中的危险增加44%。

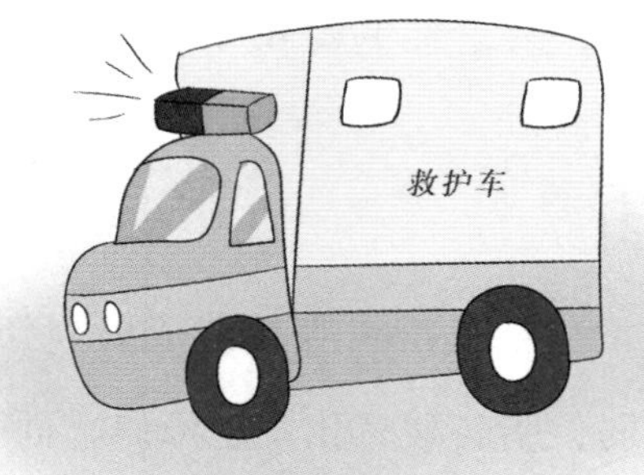

血清总胆固醇水平的升高与脑卒中发生危险的逐步增大相关联。但是，这种联系只见于血清总胆固醇和缺血性脑卒中之间，而总胆固醇水平与出血性脑卒中之间没有任何相互关系。

高血脂患者的血液黏稠度比正常人要高，因此容易形成血栓，导致脑卒中的发生。高血脂是动脉粥样硬化及脑卒中发生的主要危险因素，应引起人们的重视。其他可引起血液成分及黏稠度改变的疾病，也可导致脑卒中。如一些气管的慢性感染引起的低氧血症，可引起血液流变学改变，从而引起脑卒中。颈椎病可因增生的骨刺压迫供应脑部血流的血管，造成脑缺血发作。血脂增高引起的动脉粥样硬化，也是脑卒中的危险因素。血脂在血液中既可单独存在，也可与血中蛋白质结合形成脂蛋白。与 α 蛋白结合称为 α 脂蛋白；与 β 蛋白结合在一起，称为 β 脂蛋白，因此，高血脂又称高脂蛋白血症。高密度脂蛋白下降是脑卒中的易发因素。因此，既不能片面限制高脂肪的摄入，也不能过食肥甘厚味，要科学合理地安排饮食。

胰腺炎的发生与高血脂有关吗

血清甘油三酯水平很高时，可以并发急性胰腺炎，发生原因可能是脂蛋白底物释放的脂肪酸及在胰腺毛细血管床释放的溶血卵磷脂超过了白蛋白所能结合的数量，而使胰腺细胞膜溶化，产生化学性胰腺炎。有胰腺炎病史者更易发生此并发症。许多高血脂患者有间歇性上腹痛，而血清淀粉酶未达到诊断胰腺炎的水平（过去有胰腺炎发作史者更是这样），这可能是胰腺炎的早期表现。

某些急、慢性胰腺炎，由于大网膜和腹膜的脂肪组织坏死后脂质被吸收进入血液，肝脏释放出更多的甘油三酯，主要来自胰腺的脂蛋白脂酶的活性减低使脂肪分解发生障碍，而出现高血脂。此时血清甘油三酯和胆固醇浓度增高，空腹血清呈乳状混浊，眼底有脂血症性视网膜炎。

双目失明与高血脂有什么关系

在高血压、糖尿病和高血脂这 3 种疾病中，高血脂是引起视网膜血栓形成最常见的原因。高血脂在眼睛内部引起的病变，其后果比在皮肤或肌腱等部位引发的黄色瘤严重得多。当患者有严重高血脂时，血液中含有大量富含甘油三酯的脂蛋白，从而可使视网膜血管颜色变淡而近乳白色。而这些脂蛋白有可能进一步从毛细血管中漏出，即视网膜脂质渗出，在视网膜上呈现出黄色斑片。如果脂质渗出侵犯到黄斑则可严重影响视力。高血脂如果引起视网膜静脉血栓形成，后果更加严重，而且前期不易被发现。高浓度的血脂可以激活血小板，使其释放多种凝血因子，造成血小板聚集性增高，血管内形成血栓。若血栓发生于眼睛内，可以造成视网膜血管阻塞。中央静脉阻塞可表现为视盘周围环状出血和渗出及视网膜静脉扩张。这种情况可引起严重视力下降，对于老年人来说，严重的视力下降可造成双目失明。

高血脂能危害人的听力吗

许多人都知道心脑血管疾病与长期血脂过高有一定关系，但高血脂可致耳聋却是鲜为人知的。现代医学研究证明，中老年人耳聋与血脂增高密切相关。之所以如此，是因为人体内耳的耳蜗细胞，能感觉声波的振动使人听到声音，如果长期患有高血脂，血液中过多的脂类就会沉积于血管壁，过氧化脂质增加，直接导致耳蜗细胞损伤，同时使内耳血管更加狭窄，发生供血障碍，造成内耳缺血缺氧，导致耳聋的发生。

高血脂能影响人的记忆力吗

人的脑部需要足量的葡萄糖供应能量才能发挥功能。高血脂会引起中老年人记忆力下降，是由于当体内葡萄糖的代谢功能受到饱和脂肪酸影响而减缓时，大脑就会欠缺养分，同时，高血脂易导致脑动脉硬化，使脑组织供血不足，从而出现记忆力减退。临床实践中也发现，糖尿病患者也有由于甘油三酯较高而造成记忆力减退的问题。所以有足够的证据证明，高血脂对人的记忆能力会产生不良影响。

高血脂与脂肪肝有哪些关联

病从口入，这是我们常听到的话。以往我们总认为，只有吃了不干净的食物，才会引发疾病。然而，今天人们经常吃太多的好东西，也会引起许多疾病，其中最常见的病便是脂肪肝。

刘先生和李先生是好朋友，两人结伴来找心血管专科的朋友黄医生咨询。刘先生首先说明来意："你看，我们两人的腹部B超报告都显示有脂肪肝，我的甘油三酯高，而他的胆固醇高，我们两人为什么不一样呢？脂肪肝是如何产生的？脂肪肝和血脂之间到底是个什么关系？脂肪肝要吃药治疗吗？"

黄医生说："我知道你们两个平时不喝酒，当然不是酒精性脂肪肝，但是你们两个却都发福了，肚子不小，说明你们俩腹部内脏的脂肪增多，医学上叫作中心性肥胖。中心性肥胖的人常常存在胰岛素抵抗，也就是说，机体的组织细胞对胰岛素的反应敏感性下降了。胰岛素是血液中一种非常重要的东西，它能使人体的血糖水平保持正常，脂肪代谢保持平衡。有些人体内胰岛素不能正常地发挥作用（医学上叫胰岛素抵抗），就能增加脂肪组织的脂肪溶解，产生大量的游离脂肪酸进入血液，然后进入肝脏合成一种脂蛋白颗粒，这种颗粒中含有很多的甘油三酯,可以从肝脏中分泌进入血液，引起高脂血症；如果肝脏合成的这种脂蛋白颗粒过多，超出机体氧化分解的需要，脂肪肝就产生了，同时血液中的甘油三酯水平也增高了。另外，那种含甘油三酯很多的脂蛋白颗粒，也可以转变为含胆固醇很多的脂蛋白颗粒。所以，脂肪肝的患者可以合并有甘油三酯高，也可以合并胆固醇水平高。”黄医生从医学的角度向两位朋友进行了简单的介绍。两个人终于明白脂肪肝与高血脂的关系了。

当然，脂肪肝患者可以有各种各样的血脂异常，但是关系最密切的还是前面提到的高甘油三酯血症，且常常与肥胖和糖尿病同时存在。无肥胖和糖尿病的高胆固醇血症对脂肪肝形成的影响不如高甘油三酯血症那么明显。长期吃高脂食物、甜食及饮酒过多可同时诱发高血脂和脂肪肝。

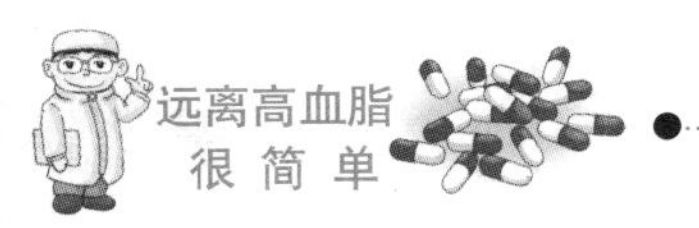

“脂肪肝还有其他的诊断法吗，B 超诊断可靠吗？”李先生向黄医生问道。

黄医生告诉他：目前有三种诊断脂肪肝的方法，第一是 B 超，第二是 CT 或磁共振成像（MRI），第三是肝脏穿刺进行活体组织病理检查。这三种检查方法各有各的优点和缺点，B 超简单、费用低，同时对人体又没有创伤，可以多次重复使用，检查的灵敏度高，但是准确性较差；CT 检查的准确性明显优于 B 超，但是费用高而且有放射性损伤；MRI 准确性高，但是费用更加高；而肝脏穿刺虽然是诊断脂肪肝最准确的检查方法，但不是万不得已，医生一般不会推荐，患者一般也不会接受，因为它具有较大的创伤性，有可能出现各种各样的并发症。

如果生活方式干预未能改善脂肪肝患者的病情，可以根据患者的检查结果，由医生制订个体化的治疗方案，接受药物治疗。可给予贝特类的药物，降低患者的甘油三酯；给予他汀类的药物，降低患者的低密度脂蛋白，预防心血管疾病的发生。

第二章

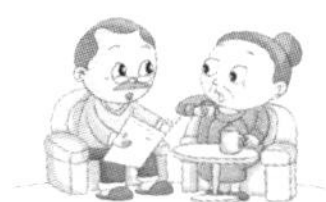

高血脂的预防和治疗

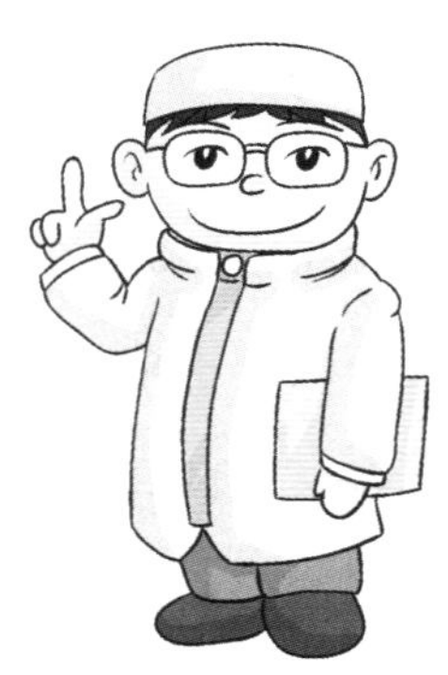

哪些人需做常规血脂检查

以下人群应进行常规血脂检查：

（1）有冠心病、脑血管病、周围动脉疾病、腹主动脉瘤和症状性颈动脉病等。

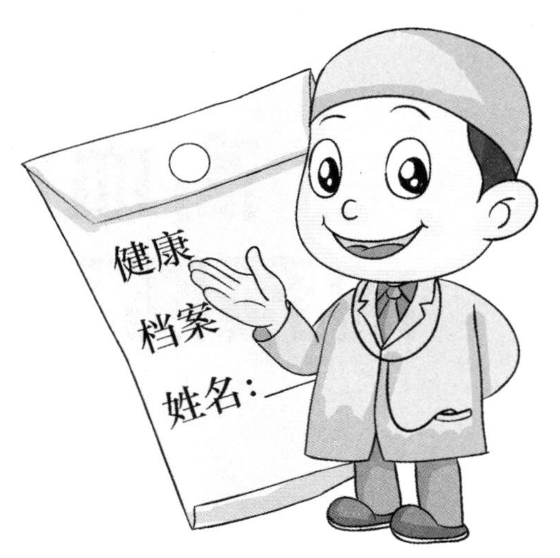

（2）有动脉粥样硬化病或冠心病家族史者，尤其是直系亲属有早发病者。

（3）有黄色瘤或黄疣者。

（4）有高血压、糖尿病病史以及吸烟和肥胖者。

（5）长期处于精神紧张状态者。

（6）有家族性高血脂者。

（7）40 岁以上男性和绝经期女性可常规进行血脂检查。

血脂检查的内容包括哪些

临床上常规血脂检查内容包括血清总胆固醇、血清甘油三酯、血高密度脂蛋白胆固醇，而血低密度脂蛋白胆固醇可以通过计算测得。

血清载脂蛋白 A、血清载脂蛋白 B 和血清脂蛋白（a），因技术上要求高，有一定难度，可选择性检查。

检查血脂前要注意什么

有些患者由于不了解血脂检查前的准备工作，从而导致血脂检查结果不准，影响了对病情的判断。那么，对于血脂检查，我们要注意哪些问题呢？

第一，空腹 12 小时以上。进餐后的几小时内，血液中的脂质和脂蛋白成分会发生变化。血液中可出现乳糜微粒，同时甘油三酯的含量也可显著增加。这是一种生理现象，是由于血液中的脂蛋白脂肪酶还来不及对脂类进行彻底水解造成的。这种血脂升高一般要到餐后 12 小时左右才慢慢恢复到基础水平。所以，要想使检查的结果比较准确，一定要做到检查前空腹 12 小时以上。也就是说，如果你要在第二天早晨 8 时采血检查血脂，头一天晚上 8 时以后就不能再吃任何食物了，当然，适当喝水是可以的。

需要说明的是，过去做血脂检测对于空腹有严格的要求，但是近年来国外的一些专家共识和建议表明，血脂检测前无须严格空腹。因为空腹时间过长容易过度饥饿，这对身体健康不利，其实空腹和不空腹的差别主要在于对甘油三酯稍有影响，而对于总胆固醇、高密度脂蛋白胆固醇、低密度脂蛋白胆固醇几乎没有影响。我们每天都会在餐后进食引起甘油三酯水平增高，饭后能更确切地反映甘油三酯的最高水平，这就是所谓的“餐后甘油三酯”。如果需要非常确切地反映甘油三酯的真正水平，那么就需要严格空腹了。

第二，采血前 2 周应维持原来的饮食习惯，3 天内应避免高脂饮食。24 小时内不饮酒，并保持体重恒定。

第三，在非生理期或病理状态比较稳定的情况下进行化验。4 ~ 6 周内应无急性病发作。

第四，检查前最好停用可能影响血脂的药物（如调脂药、避孕药、某些降压药、激素等）数天或数周，如果药物不能停，应记录用药情况。

第五，化验血脂前 2 ～ 3 天不要做剧烈运动。因为运动量过大会使脂肪中的酯酶活性增加，血脂会相应降低，这对化验结果有一定的影响。

高血压、糖尿病患者为什么需要检查血脂

糖尿病患者是心血管疾病的高危人群。糖尿病患者一定要检查血脂，这对于判断动脉粥样硬化的风险是非常重要的。

高血压也和高血脂关系密切。很多人血压高往往是代谢综合征的表现。代谢综合征是指人体的蛋白质、脂肪、碳水化合物等物质发生代谢紊乱的病理状态，是一组复杂的代谢紊乱症候群。

代谢综合征的特点是：①多种代谢紊乱集于一身，包括肥胖、高血糖、高血压、高血脂、高血黏、高尿酸、脂肪肝和高胰岛素血症，这些代谢紊乱是心脑血管病变以及糖尿病的病理基础。②有共同的病理基础，目前多认为它们的共同原因就是肥胖，尤其是中心性肥胖所造成的胰岛素抵抗和高胰岛素血症。③可造成多种疾病发生率增高，如高血压、冠

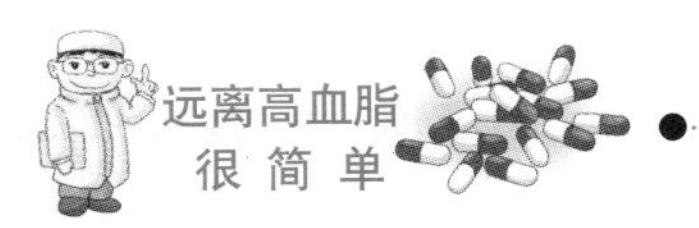

心病、脑卒中甚至某些癌症，包括与性激素有关的乳腺癌、子宫内膜癌、前列腺癌，以及消化系统的胰腺癌、肝胆癌、结肠癌等。④有共同的预防和治疗措施，防治好一种代谢紊乱利于其他代谢紊乱的防治。所以，高血压、糖尿病患者一定要检查血脂。

很多糖尿病患者认为控制好血糖就可以了，其实，高血糖造成的往往是微血管病变，也就是肾脏病变、视网膜病变以及末梢神经病变。而高血脂才是造成糖尿病患者心血管事件发生的最重要原因，高血脂造成的是大血管病变。高血脂会造成冠状动脉、脑动脉这些大血管的病变，导致动脉粥样硬化，引发心脑血管事件。所以，糖尿病患者一定要去查血脂。

如果存在高血脂，一定要改变生活方式，同时进行降脂治疗，使血脂、血糖都达标，这样才能更好地保护血管。高血压患者也是如此。

女性绝经后为什么要定期检查血脂

案例：刘女士，49 岁，往年定期检查血脂，结果都正常。今年查体发现血脂明显升高，她告诉医生，自己的生活方式没有发生明显的变化，只是绝经已经 1 年了。她非常困惑：是什么原因引起自己血脂升高了呢？

女性在绝经后是可以引起血脂的异常变化的。女性在未绝经期时，激素分泌正常，体内有足量的雌激素。雌激素可以降低低密度脂蛋白胆固醇，并升高高密度脂蛋白胆固醇。

女性进入更年期后，由于卵巢功能减退，体内雌激素合成与分泌不足会导致脂肪和胆固醇代谢异常。女性绝经后，体内雌激素水平降低，高血脂发病率可以明显增加。

因此，绝经后女性要定期检查血脂，以便及时将血脂控制在正常的范围内，避免引发心脑血管疾病。如果已有血脂增高，应积极治疗，包括合理饮食、规律运动、改变不良的生活方式、必要时须服用调脂药物等。

甘油三酯增高提示有什么病

（1）动脉粥样硬化、冠心病、糖尿病、糖原累积病、原发性甘油三酯增多症等，均可引起甘油三酯水平增高。

（2）原发性高甘油三酯血症多有遗传因素，包括家族性高甘油三酯血症与家族性混合型高血脂等。继发性高甘油三酯血症可见于糖尿病、糖原累积病、甲状腺功能减退症、肾病综合征、妊娠、口服避孕药、酗酒等。

（3）一般认为，单独高甘油三酯血症不是冠心病的独立危险因素，同时伴有高总胆固醇、高低密度脂蛋白胆固醇、低高密度脂蛋白胆固醇等情况时才有病理意义。

总胆固醇过低或过高提示有什么病

（1）总胆固醇低于 1.81 毫摩尔 / 升，提示有严重肝功能不全；若已知存在肝病，则提示预后不良。

（2）对于动脉粥样硬化和冠心病而言，总胆固醇是一个明确的危险因子，总胆固醇浓度与冠心病的发病率呈正相关。

（3）总胆固醇高于 5.18 毫摩尔 / 升，提示有患冠状动脉粥样硬化的中度危险，应及时采取相应措施，如采用低饱和脂肪酸、低胆固醇、高膳食纤维饮食等。

（4）总胆固醇高于 5.70 毫摩尔 / 升，提示有患冠状动脉粥样硬化的高度危险，如果患者不接受低胆固醇饮食，则应采用药物治疗。

（5）总胆固醇高于 7.26 毫摩尔 / 升，会由于患动脉粥样硬化而预后严重，必须及时采取有力的治疗措施，如饮食控制、药物治疗等。

检查高、低密度脂蛋白胆固醇有什么意义

（1）男性高密度脂蛋白胆固醇低于 0.91 毫摩尔 / 升，女性低于 1.03 毫摩尔 / 升，提示发生冠心病的风险增加。

（2）男性高密度脂蛋白胆固醇高于 1.42 毫摩尔 / 升，女性高于 1.68 毫摩尔 / 升，提示发生冠心病的可能性很小。

（3）高甘油三酯血症往往伴有低高密度脂蛋白血症，肥胖者的高密度脂蛋白胆固醇也多偏低。吸烟可使高密度脂蛋白胆固醇下降，适量饮酒、长期体力劳动和运动会使高密度脂蛋白胆固醇升高。

另外，低密度脂蛋白胆固醇增高也是动脉粥样硬化发生、发展的主要脂类危险因素。

血液黏稠、混浊，是否就是高血脂

当血液中脂肪含量过高时，抽血时的确会发现血液呈黏稠、混浊状。高血脂与高血黏度常相互影响，互为因果关系，形成恶性循环。但仅凭肉眼观察血液颜色和流动速度就来判断其是否黏稠，既不科学，又容易引起误解，因为引起血黏度增高的因素有很多，血液黏稠、混浊并不一定是高血脂造成的结果。因此，要想准确地了解自己的血黏度是否正常、是不是高血脂，应到医院做专业检查。

一次血脂检测异常也是不能诊断为高血脂的，因为血脂检测容易受到许多因素的影响。因此，至少需要在第一次血液检测后再进行复查。而且每次验血前，应按规定注意相关的禁食、停药等事项。如果两次血脂检测均不正常，且所得数值相差不超过 10%，一般就可据此诊断为高血脂。

高血脂的诊断依据有哪些

根据血清胆固醇和甘油三酯的检测结果不同，将高血脂分为高胆固醇血症、高甘油三酯血症、低高密度脂蛋白血症和混合型高血脂四大类。

（1）高胆固醇血症：血清总胆固醇含量增高，超过 6.21 毫摩尔 / 升，而甘油三酯含量正常，即甘油三酯＜ 2.26 毫摩尔 / 升。

（2）高甘油三酯血症：血清中甘油三酯含量增高，超过 2.26 毫摩尔 / 升，而总胆固醇含量正常，即总胆固醇＜ 6.21 毫摩尔 / 升。

（3）低高密度脂蛋白血症：血清高密度脂蛋白胆固醇含量降低，小于 0.9 毫摩尔 / 升。

（4）混合型高血脂：血清中总胆固醇和甘油三酯含量均增高，即总胆固醇超过 6.21 毫摩尔 / 升，甘油三酯超过 2.26 毫摩尔 / 升。

如何读懂血脂化验单

一般来说，最基本、最简单的血脂化验单至少包括四项内容：TC、TG、HDL - C、LDL - C。这是一般医院的化验室都能够检验出来的项目，那么，它们分别代表什么意思呢？

TC，即总胆固醇，指的是血中所有胆固醇的含量。

TG，即甘油三酯，指的是血中所有甘油三酯的含量。

HDL - C，即高密度脂蛋白胆固醇，指的是血中所有高密度脂蛋白胆固醇的含量。

LDL - C，即低密度脂蛋白胆固醇，指的是血中所有低密度脂蛋白胆固醇的含量。

在更齐全的血脂化验单上，还可以看到 ApoA1、ApoB、Lp（a）这几项内容。它们又分别代表什么意思呢？

Apo 指的是载脂蛋白。所谓 ApoA1，翻译成中文就是载脂蛋白 A1，指的是血中所有载脂蛋白 A1 的含量，它可以反映血液中高密度脂蛋白的数量。ApoA1 越低，发生冠心病的风险越高。

所谓 ApoB，翻译成中文就是载脂蛋白 B，指的是血中所有载脂蛋白 B 的含量，它可以反映血液中低密度脂蛋白的数量。ApoB 越高，发生冠心病的风险越高。

所谓 Lp（a），翻译成中文是脂蛋白（a）。脂蛋白（a）是一种富含胆固醇的特殊大分子脂蛋白，表面由胆固醇及磷脂包裹，嵌有亲水性载脂蛋白，可以进入并沉积在血管壁上，会造成动脉粥样硬化。现有研究显示，脂蛋白（a）越高，发生冠心病的风险越大。

血脂化验单上各项指标的正常值是多少

以下是血脂化验单各项指标的正常值：

总胆固醇（TC）：3.36 ~ 5.18 毫摩尔 / 升。

甘油三酯（TG）：男性 0.45 ~ 1.81 毫摩尔 / 升，女性 0.23 ~ 1.22 毫摩尔 / 升。

高密度脂蛋白胆固醇（HDL - C）：0.9 ~ 2.19 毫摩尔 / 升。

低密度脂蛋白胆固醇（LDL - C）：小于 3.12 毫摩尔 / 升。

载脂蛋白 A1（ApoA1）：男性 0.96 ~ 1.76 克 / 升，女性 1.03 ~ 2.03 克 / 升。

载脂蛋白 B（ApoB）：男性 0.43 ~ 1.28 克 / 升，女性 0.42 ~ 1.12 克 / 升。

因为各个医疗单位使用检验仪器、检验方法存在一定的差异，所以不同医疗单位的各项指标正常值可能不完全一致。通常化验单上都会标注这些指标的正常参考范围，读者可将化验结果与化验单上的正常参考范围自行做比较。

一般成年人空腹抽血的化验结果提示，血清中总胆固醇化验值超过 5.72 毫摩尔 / 升，甘油三酯化验值超过 1.70 毫摩尔 / 升，就可以诊断此人是高血脂患者。而检验结果总胆固醇在 5.2 ~ 5.7 毫摩尔 / 升范围内，就不能说血脂正常了，而是边缘性血脂升高。

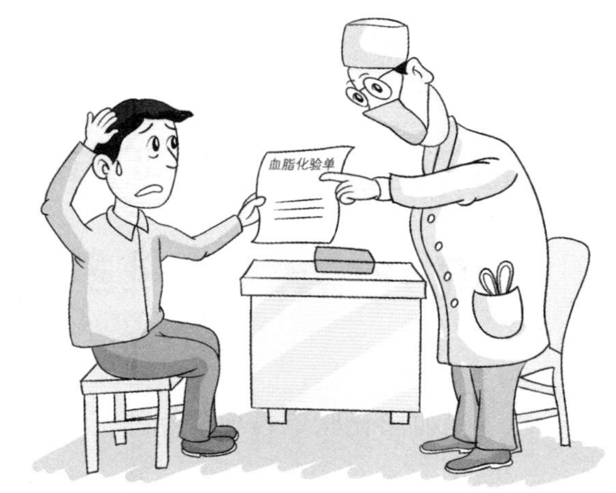

什么是高血脂的一级预防

一级预防又称为病因预防，即根本性的预防。一级预防的对象主要是没有疾病的健康人群，是指疾病尚未发生，或处于亚临床阶段时采取预防措施，针对他的衣、食、住、行及家庭关系找出有可能发生的致病因素，进行指导预防，减少群体发病率。

开展一级预防时经常采取双向策略，即健康促进和健康保护。健康促进是针对整个人群的普遍预防，健康保护则是对高危人群的重点预防。将两者结合起来，可相互补充，相互促进。所以一级预防是预防疾病的发生和消灭疾病的根本措施。

同样，高血脂的一级预防是针对没有高血脂的人群，采取各种消除或控制危害血脂健康的因素，并采取增进健康的措施，以防止健康人群患上高血脂。

高血脂一级预防的主要措施有哪些

改变生活方式

改变生活方式是一级预防的基础。通过生活方式的改变降低血液中血脂的水平，减少心血管疾病的危险，是既有益健康又经济有效的预防措施，而药物降脂治疗只是备用方法。生活方式的改变主要有以下几种措施。

（1）进行膳食干预：膳食干预对降低血脂水平、预防冠心病有极为显著的益处。饮食上要注意减少胆固醇和饱和脂肪的摄入。食物中胆固醇的主要来源是动物内脏、蛋黄、奶油等；饱和脂肪的主要来源是黄油、奶酪、椰子、棕榈油等。

在减少上述膳食摄入的同时，应该增加植物固醇和可溶性纤维的摄入。植物固醇不容易吸收，摄入较多时还可以抑制胆固醇的摄入，植物固醇在植物油类、豆类、坚果类等中含量较多。可溶性纤维是一种特殊的营养素，苹果里面的果胶，燕麦、西蓝花、香菇、木耳里面的植物胶都属于可溶性纤维。可溶性纤维可预防动脉粥样硬化和冠心病等心血管疾病的发生；预防胆结石的形成；产生饱腹感，可作为减肥食品。

（2）注意适当的运动：缺乏体育锻炼是血脂增高的重要原因，也是冠心病独立的危险因素。

（3）注意纠正其他不健康的生活方式，如戒烟、限酒、控制体重等。

健康教育

高血脂的危害基本上人人皆知，但是生活中高血脂的一级预防的结果却令人失望。有关部门公布的“中国居民健康与营养状况调查”显示，中国的高血脂人群达到1.6亿。其主要原因之一是宣传教育不够，所以加强健康教育，以各种形式普及高血脂的防治知识，提高大众的血脂健康意识，使其自觉地改变不良的生活习惯，可从根本上达到高血脂的一级预防。

高危人群定期进行体检

高血脂高危人群包括：中老年男性，绝经后的妇女，有高血脂、冠心病、脑血管病家族史的健康人，各种黄色瘤患者，以及超重或肥胖者。积极治疗可引起高血脂的疾病，如肾病综合征、糖尿病、肝胆疾病、甲状腺功能减退等。

什么是高血脂的二级预防

二级预防，就是我们通常所说的临床前期预防，也就是在疾病的临床前期做好早发现、早诊断、早治疗的三早预防。高血脂的二级预防是针对已发生高血脂的患者采取措施，控制病情进一步发展和预防并发症的发生。

怎样做好高血脂的二级预防

在高血脂的早期发现、早期诊断、早期治疗的三早预防过程中，早发现早诊断是第一步，做好早发现早诊断后，医生就可以根据患者的患病特点、个人血脂水平、生活特点，以及患病的诱发因素和原发病等情况，制订个体化的早期治疗方案。

制订治疗方案时，应该注意药物治疗和改变生活方式与饮食疗法等结合起来才会有好的效果，不能只依赖药物进行调节血脂。服药期间，要叮嘱患者定期复查，在药物治疗后每4～6周，复查血液中胆固醇、甘油三酯及高密度脂蛋白、低密度脂蛋白。

若经治疗后血脂已降至正常，则继续用药，以后每3～6个月复查血脂，并同时复查肝、肾功能和测定肌酸激酶（CK）、谷草转氨酶（AST）等。如果血脂未能降至正常，则应改用其他药物，或者改为联合用药。

什么是高血脂的三级预防，有什么积极意义

三级预防又称为临床预防，主要针对发病期和康复期的患者，采取各种有效治疗和康复措施，防止伤残和促进功能恢复，提高生存质量，延长寿命，降低病死率。

高血脂的三级预防主要是针对高血脂所引起的各种并发症的预防和治疗，也就是主要针对冠心病、胰腺炎、脑血管病等并发症的预防和治疗。

高血脂的主要危害是导致动脉粥样硬化。大量研究资料

表明，高血脂是脑卒中、冠心病、心肌梗死、心脏猝死等重大疾病的独立而重要的危险因素。此外，高血脂也是促进高血压、糖耐量异常、糖尿病的一个重要危险因素。高血脂还可导致脂肪肝、肝硬化、胆石症、胰腺炎、眼底出血、失明、周围血管疾病、跛行、高尿酸血症等。

为预防高血脂怎样做好饮食平衡

简单来说，高血脂患者的饮食应注意“一个平衡”和“五个原则”。

一个平衡指平衡饮食：患有高血脂的很多人完全素食、偏食，这是个误区，对身体是很不利的。我们从饮食中获得的各种营养素，应该种类齐全，比例适当，如果在两星期内你所吃的食物没有超过20个品种，说明你的饮食结构有问题。

膳食宝塔是一个均衡健康饮食的指引。

每天须进食膳食宝塔内的五大类食物，包括：五谷类、奶类、肉类、菜类及水果，以利于吸收不同的营养素。注意

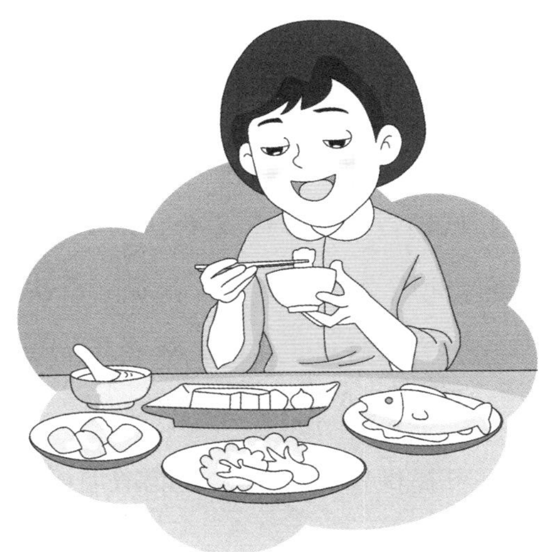

塔尖的食物要少吃，例如脂肪、糖及油类。分布塔底的淀粉类食物，是提供身体能量的主要来源。

五个原则：低热量、低胆固醇、低脂肪、低糖、高膳食纤维饮食。

低热量：控制饮食的量，严格限制热能的供给，控制碳水化合物的摄入，旨在达到和维持理想体重。

低胆固醇：不吃高胆固醇食物，包括鱼子、蟹黄、肥肉、虾头、鱿鱼、动物内脏等。同时，多吃些有降胆固醇作用的食物，如大豆及其制品、洋葱、大蒜、香菇、木耳等。

低脂肪：尽量少吃饱和脂肪酸含量丰富的食物，包括动物性食品（肥肉、全脂奶、奶油、猪油、牛油、猪肠、牛腩及肉类外皮）和部分植物性食品（烤酥油、椰子油、椰子、棕榈油）。烹调用油宜选择较多不饱和脂肪酸的油，如大豆油、玉米油、红花籽油、葵花籽油、菜籽油、橄榄油、花生油、芥花油、苦茶油，另外，鱼类及豆类的饱和脂肪酸含量较少，亦可多考虑用以取代其他肉类，作为蛋白质的来源。不吃或尽量少吃高油食物（腰果、花生、瓜子、蛋糕、西点、中式糕饼、巧克力、冰激凌）。

低糖：尽量少吃含糖高的食物，如含糖的饮料，各种加糖的食物（饼干、蛋糕、酥糖、酥饼、月饼等）。

高膳食纤维：多吃高膳食纤维食物，如各类水果、豆类、燕麦片、木耳、海带、紫菜、菇类、瓜类、荚豆类及蔬菜茎部，不仅可提供植物固醇，还能增加可溶性纤维素的摄入，有助于降血脂。

简言之，高血脂患者要注意食物种类均衡，宜选择四低（低热量、低胆固醇、低脂肪、低糖）一高（高膳食纤维）的食物。

生活中我们应如何做好血脂的自我监护

在现实生活中，相当一部分高血脂患者无任何临床症状，只是在健康检查中发现血脂升高。这类患者多为高血脂的早期阶段，通过饮食、运动乃至药物疗法可以将血脂恢复至正常水平。由于大多数高血脂患者对本病防治知识缺乏了解，重视程度不够，往往在出现严重并发症如冠心病、脑梗死时才发现已患本病，错失了治疗的最佳时机。所以，高血脂的自我监护十分重要。

如何做好血脂的自我监护呢？

（1）正常人应该每 2 年检查一次血脂。

（2）已经患有冠心病、脑卒中、高血压的患者，更应该在医生的指导下定期检查血脂，防患于未然，不要让心血管病早早上身。

（3）40 岁以上的人群应每年检查一次血脂。

（4）有家族史、体形肥胖、长期吸烟和酗酒、长期吃糖多、习惯静坐、情绪易激动、生活无规律、精神常处于紧张状态者，应在医生的指导下定期检查血脂。

为什么说防治高血脂要从青少年抓起

成年人的高血脂主要源于青少年时期的不良饮食习惯和不良的嗜好。动脉粥样硬化可能早在青少年时期就已经开始。近年来的流行病学和临床病理学研究证实，冠心病、脑卒中的发病的确大多发生在中老年阶段，而启动却往往在青少年阶段。

病理检查发现，青年人即可有比较明显的动脉粥样硬化斑块形成。因此，维持理想的血脂水平，避免动脉粥样硬化，应当从青少年抓起。某些具有心血管疾病家族史的青少年，更要及早定期检查血脂情况，尤其是总胆固醇的情况，以便做到早发现、早预防、早治疗。

广大青少年要注意多吃低脂肪食物，少吃或不吃富含胆固醇的食物，同时要戒烟限酒。随着人们的生活越来越富裕，不少青少年的饮食偏重于高脂肪及高热量的精制食物，再加上缺乏户外活动，于是，就存在体重超标的情况。这些青少年很可能在将来成年时出现各种各样的慢性病。对于这类青少年，除了要尽量避免食用富含油脂的食物外，对于淀粉类食物也应限制食用，因为过量食用淀粉类食物也会造成热量摄入过多，多余的热量会转化成脂肪囤积在体内。

中年人如何预防高血脂

（1）合理饮食。中年人要想预防高血脂，就要坚持合理饮食，这是预防的重要措施。要控制每日饮食总量，日常进食要坚持八分饱；膳食要讲究科学搭配，在确保营养全面的基础上强调低脂饮食；限制食盐的摄入，饮食以清淡为宜。

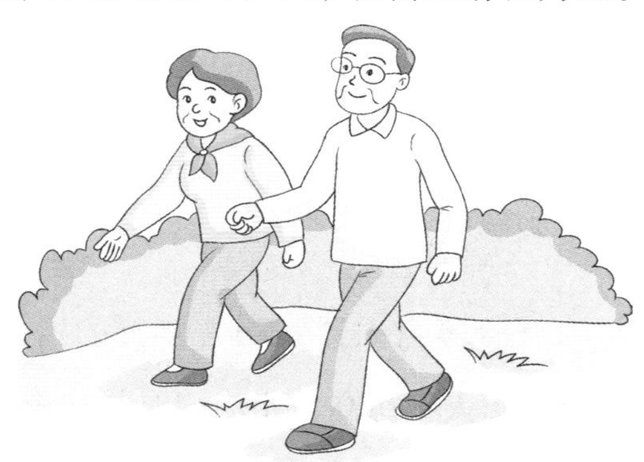

（2）坚持锻炼。每周应进行 3 ～ 5 次运动，每次 30 分钟；适宜的运动种类为散步、游泳等有氧运动。

（3）戒烟限酒。吸烟可使血清甘油三酯和胆固醇的水平升高，降低高密度脂蛋白胆固醇的水平；同时，长期酗酒和一次性饮酒过量，会对体内肝脏代谢产生一系列不良影响，进而会导致血脂水平异常。

（4）药物治疗。如果在改变生活方式之后，仍不能有效地预防或达到治疗目标，应在此基础上配合使用降脂药物。

老年人如何预防高血脂

调整生活方式

调整生活方式是老年人防治高血脂最基本的措施，日常生活中需要注意科学膳食、控制饮食、戒烟戒酒，养成良好的饮食习惯；坚持有氧运动，制订适合自己的运动标准和方案；保持积极乐观的心态，避免出现不良情绪。

科学用药

肝肾等组织器官随着年龄的增加会发生生理性减退，所以老年人在患高血脂的同时往往合并多种疾病，须服用多种药物，并且对药物的耐受力减弱。因而用药物防治高血脂的同时，应高度重视药物之间的相互作用，慎重或避免采用有相互作用的联合用药。

老年高血脂患者能吃肥肉吗

从营养学方面讲，适当吃些肥肉是有益于健康的，特别是中老年人常吃一些炖得熟透的肥肉（炖 2 小时左右），可以辅助降血脂（尤其胆固醇）、降血压，还有延年、益寿、美容等功效。

这主要是因为肥肉在经过长时间的炖制之后，饱和脂肪酸的含量大幅下降，而对人体有益的不饱和脂肪酸含量升高了，并且还保留了猪肉中的 B 族维生素、蛋白质及人体必需的脂肪酸，因此特别适合老年人食用。

高血脂的治疗原则是什么

高血脂能引起动脉粥样硬化，乃至冠心病、脑血栓、脑出血等，危及生命。因此，高血脂不仅是血脂高一点，其严重性绝对不能忽视。当血脂还是轻度升高时，就应引起重视，使血脂得到有效控制，否则后果严重。要避免高血脂的危害，主要有以下三大治疗原则。

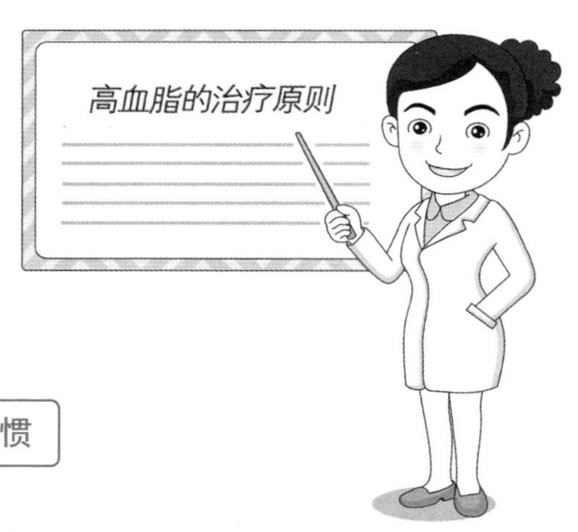

建立良好的生活习惯

戒烟、戒酒，加强体育锻炼，选择适合自己的轻中度体育活动，劳逸结合，解除各种思想顾虑，心情舒畅，以静养生。

运用饮食疗法

要限制高胆固醇食物的过多摄入，如动物脂肪，动物脑髓、内脏，奶油，软体类、贝类动物。饮食结构应合理调配，其比例为：蛋白质 15%，脂肪 20%，糖类 65%。还要补充优质蛋白质，多吃新鲜蔬菜并进食适量的水果。可多吃茄子、洋葱、山楂、西红柿、豆制品、玉米、核桃等。

采用药物调脂

对病情严重、血脂过高、饮食控制不理想的患者要采用药物调脂。其品种很多，如考来烯胺、肌醇烟酸酯、多烯脂肪酸、月见草油、苯扎贝特、氯贝丁酯以及吉非贝齐等。

很多调脂药物多需要大剂量长期服用才能维持调脂效果，因此不可避免带来许多不良反应，尤其对老年人更要慎用，患者应严格按医嘱服药。另外，也可选择调脂保健药品服用，如 γ－亚麻酸，它能有效地降低胆固醇和甘油三酯，不会破坏人体内的生理平衡，并且无不良反应。

临床上常用的降脂药物有哪些

临床上常用的降脂药物有许多，归纳起来大体上可分为七大类。

他汀类

他汀类药物即三甲基戊二酰辅酶 A 还原酶抑制药，即胆固醇生物合成酶抑制药，是细胞内胆固醇合成限速酶，为目前临床上应用最广泛的一类调脂药物。由于这类药物的英文名称均含有“statin”，故常简称为他汀类。现在临床常用的有5种他汀类药物：阿托伐他汀、洛伐他汀、辛伐他汀、普伐他汀钠、氟伐他汀钠。该类药物最常见的不良反应主要是轻度胃肠反应、头痛。与其他降脂药物合用时可能出现肌肉毒性。

贝特类

主要适应证为高甘油三酯血症或以甘油三酯升高为主的混合型高血脂。目前临床应用的贝特类药物，主要有环丙贝特、苯扎贝特、非诺贝特及吉非贝齐。据临床实践，这些药物可有效降低甘油三酯22%～43%，而降低总胆固醇仅为6%～15%，且有不同程度升高高密度脂蛋白的作用。该药常见的不良反应为胃肠反应、恶心，严重者可导致肝损害。

烟酸类

属B族维生素，当用量超过其作为维生素作用的剂量时，可有明显的降脂作用。该类药物的适用范围较广，可用于除纯合子型家族性高胆固醇血症及Ⅰ型高血脂以外的任何类型高血脂。但是，该药的速释制剂不良反应大，一般不单独应用。对于烟酸的降脂作用机制，目前医学界尚不十分明确。缓释制剂不良反应大大减少，主要为颜面潮红。

胆酸螯合剂

这类药物也称为胆酸隔置剂，常用药物有考来替泊、考来烯胺。该药常见的不良反应为胃肠反应，如恶心、便秘、腹泻、肠梗阻、头痛等。

泛硫乙胺

为辅酶 A 的衍生物，有降低血清胆固醇、甘油三酯和升高高密度脂蛋白胆固醇的作用。

藻酸双酯钠

是以海藻为原料的类肝素海洋药物。有降低血液黏稠度、扩张血管和降低血脂，升高高密度脂蛋白水平的作用。主要用于缺血性心脑血管疾病的防治。

胆固醇吸收抑制剂

主要通过抑制肠道内饮食和胆汁中胆固醇的吸收，来达到降低血脂的目的。目前，该类药物上市很少。

高血脂在什么情况下要采用药物治疗

高血脂的治疗是一个漫长的过程，有的甚至需要终身治疗。患者出现高血脂时，不一定需要立即服药。除了对心脑血管疾病患者以及合并糖尿病等多种危险因素以外，一般情况下患者在出现高血脂时，首先要进行非药物治疗，如通过饮食控制、加强运动、戒烟限酒等来达到降血脂的目的。非药物治疗无效时就要用药物治疗。

在高血脂患者进行饮食治疗时，首先制订 3 ～ 6 个月的饮食控制方案，要严格执行。若经过 3 ～ 6 个月严格的饮食控制还不能降低血脂水平，并且血脂值仍明显升高，这时就应开始进行药物治疗。如果是中老年人以及患有冠心病、糖尿病、高血压等疾病的患者，必须立刻接受药物治疗，并且由专科医师综合分析病情，选择适当的药物进行治疗。

药物治疗高血脂应遵循什么原则

这个问题是很多患者会遇到的。事实上，到目前为止，还没有一种药物对高血脂是药到病除的，临床上多数调脂药物需要维持一定剂量、长期服用才能起到保持降脂效果，而这样又不可避免地带来许多明显的不良反应。因此药物治疗应当遵循以下原则：

对症下药

在医生指导下选择合适的药物，根据高血脂的病因及类别，选择疗效高、不良反应小、适应证明确的药物。

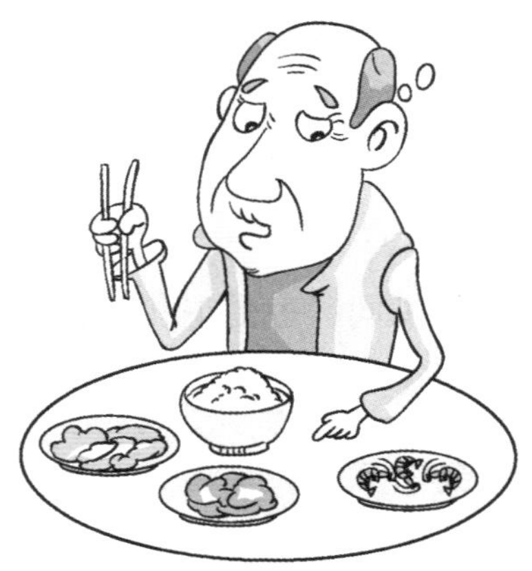

联合用药

对严重的高血脂患者单用一种调脂药效果不佳时，应考虑联合用药，并注意不同药物之间的相互作用问题。

积极治疗原发病

对于继发性高血脂，在调脂的同时应注意治疗引发高血脂的原发病，才能标本兼治。

服药同时坚持饮食疗法和运动疗法

运动、饮食和药物疗法，是高血脂治疗的“三件套”，缺一不可，只有互相配合，才能起到好的疗效。

注意不良反应

服药1～3个月应做血脂、肝肾功能检查，稳定后可每3～6个月复查一次，并视血脂水平调整药物剂量。老年人脏器功能有不同程度的退化，因此更应当注意药物的不良反应，如有异常，应考虑减少剂量或停药，并对异常指标追踪观察，直到恢复正常。

降血脂宜打持久战

高血脂是一种慢性疾病，因此，治疗也是持久战，调脂药物原则上应当长期维持使用。调整药物品种或剂量时应当在医生指导下进行，不宜自行调整药物。

哪些药物可以降低胆固醇

胆酸螯合剂

能阻止胆酸或胆固醇从肠道吸收，促进胆酸或胆固醇随粪便排出，促进胆固醇降解。

本类药适合于除纯合子家族性高胆固醇血症以外的任何类型的高胆固醇血症。对任何类型的高甘油三酯血症无效。不良反应主要是味觉差及引起便秘。

普罗布考

适用于一般的高胆固醇血症，也可用于家族性高胆固醇血症患者。普罗布考还有抑制动脉粥样硬化形成和进展的作用。

弹性酶

适合于除家族性高胆固醇血症以外的高胆固醇血症患者。弹性酶调节血脂的能力较弱，但没有什么不良反应，尤其适合一些血清总胆固醇水平轻度升高的患者。

降低总胆固醇及甘油三酯的主要药物有哪些

他汀类药

临床上常用的剂型有洛伐他汀、普伐他汀 20 毫克 / 片，辛伐他汀、氟伐他汀 10 毫克 / 片。开始剂量 1 片，晚餐后服用。作用

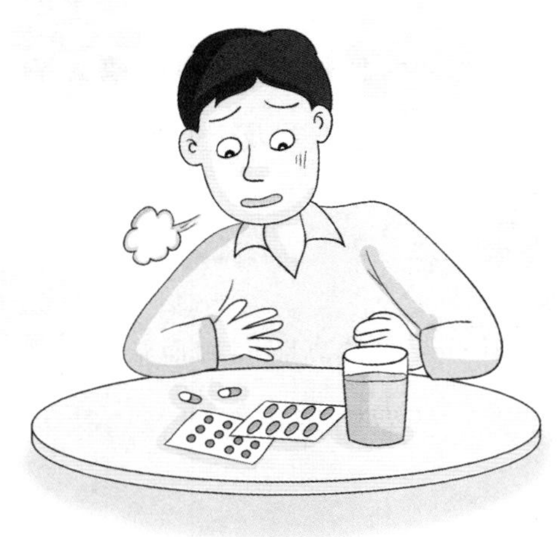

与药物剂量呈依赖性，最大剂量可增加到4倍，此时每日分早、晚2次服用较好。洛伐他汀是人工合成制剂，可降低血清总胆固醇18%～34%、低密度脂蛋白19%～44%、甘油三酯7%～31%，升高血清高密度脂蛋白4%～15%。不良反应偶有恶心、胃肠功能紊乱、失眠、肌肉触痛、乏力及皮疹，少数患者可有丙氨酸氨基转移酶（ALT）升高（0.1%～1.5%）和肌炎（血清肌酸激酶升高0.1%～0.2%），洛伐他汀与吉非贝齐、烟酸、环孢素合用时发生横纹肌溶解症的概率增加。

血脂康

血脂康是国内近几年开始研制的一种新型的血脂调节药，由真菌发酵加工而成，成分较复杂，主要有他汀类药、人体必需的氨基酸、不饱和脂肪酸等。临床研究证实，血脂康可降低血清总胆固醇23%、低密度脂蛋白28%、甘油三酯36%和升高高密度脂蛋白19%。不良反应很少，个别可见胃肠道反应，故严重胃病或活动性溃疡病者慎用。

主要降低血清甘油三酯兼降胆固醇的药物有哪些

贝特类

贝特类药物适用于血清甘油三酯升高的高血脂患者，可降低血清甘油三酯 22% ~ 60%、总胆固醇 6% ~ 15%、低密度脂蛋白 5% ~ 25%，升高高密度脂蛋白 10% ~ 30%。氯贝丁酯的临床研究证实可增加胆结石患病率和非冠心病死亡率明显增加而被淘汰，但其衍生物不良反应较少，主要有苯扎贝特 0.2 克，每日 3 次；吉非贝齐 0.6 克，每日 2 次；非诺贝特 0.1 克，每日 3 次；益多酯 0.25 克，每日 2 ~ 3 次。不良反应以胃肠道反应为主，如中上腹不适、恶心、食欲下降，一过性谷丙转氨酶升高，华法林作用增强，大肌群疼痛，偶见阳痿和血清肌酸激酶（CK）升高，也可诱发胆结石形成。吉非贝齐与他汀类药合用时肌病的发病率增加。

烟酸类

烟酸类药物适合于各种类型的高血脂患者。

①烟酸。每次 0.1 ~ 2 克，每日 3 次，可降低血清总胆固醇 10%、甘油三酯 26%、低密度脂蛋白 20% ~ 35%，并升高高密度脂蛋白 10% ~ 20%，调节血脂作用呈剂量依赖性。不良反应有面部潮红、皮肤瘙痒和胃部不适。服用从小剂量开始，饭后服药，用餐时少喝菜汤，服药时少饮水等可减轻不良反应。面部潮红也可服小剂量阿司匹林对抗。少见的有血尿酸升高、痛风发作、皮疹、糖耐量异常、消化性溃疡、药物性肝炎、黑棘皮病等。

②阿昔莫司。它是一种烟酸类衍生物，每次 0.25 克，每日 2 ~ 3 次。作用与烟酸相似，它也可降低血糖 15%左右而不良反应轻，故多用于血清甘油三酯升高和高密度脂蛋白低下的糖尿病患者。

泛硫乙胺

每次 0.2 克，每日 3 次，可降低血清甘油三酯 24% ~ 30%、总胆固醇 5% ~ 15%，升高高密度脂蛋白的作用尚有争议。不良反应有胃肠道不适等。

他汀类药物的降脂药理是什么

他汀类药物是羟甲基戊二酰辅酶 A（HMG-CoA）还原酶抑制剂，此类药物通过竞争性抑制内源性胆固醇合成限速酶 HMG-CoA 还原酶，阻断细胞内羟甲戊酸代谢途径，使细胞内胆固醇合成减少，从而反馈性刺激细胞膜表面（主要为肝细胞）低密度脂蛋白（LDL）受体数量和活性增加、使血清胆固醇清除增加、水平降低。他汀类药物还可抑制肝脏合成载脂蛋白 B-100，从而减少富含甘油三酯、脂蛋白的合成和分泌。他汀类药物分为天然化合物（如洛伐他汀、辛伐他汀、普伐他汀钠、美伐他汀）和完全人工合成化合物（如氟伐他汀钠、阿托伐他汀、西立伐他汀、罗伐他汀），是最为经典和有效的降脂药物，广泛应用于高血脂的治疗。适用于高胆固醇血症以及以胆固醇升高为主的混合性高血脂。

他汀类药物的不良反应是什么

他汀类药物的不良反应较轻，少数患者可出现胃肠道反应、转氨酶升高、肌肉疼痛、血清肌酸激酶升高，极少数严重者会因横纹肌溶解而导致急性肾衰竭。

引起肌病等相关疾病

他汀类药物引起肌病的常见症状是非特异性肌肉或关节痛。老年人（尤其是大于 80 岁的女性），体型瘦小、虚弱、合并慢性肾功能不全（尤其糖尿病引起）以及围手术期患者发生肌病的风险较高。

降低胆固醇的同时，也会使辅酶 Q10 水平下降

由于使用他汀类药物不但会抑制胆固醇合成、降低胆固醇的水平，也会降低在胆固醇生成途径中的其他一些中间产物水平，包括辅酶 Q10（Co - Q10），使辅酶 Q10 的水平下降。辅酶 Q10 不足，会使心肌功能进一步恶化。

可能会引发精神和神经症状

胆固醇对大脑的形成及其功能至关重要，因此降低其浓度可能会引发精神和神经症状，如严重的易激惹、攻击行为、自杀冲动、认知功能障碍、记忆丧失、完全健忘、多动神经症及勃起功能障碍等。

一些他汀类药物的常用剂量及最高剂量是多少

辛伐他汀常用量为 10 ~ 20 毫克 / 日，最大剂量为 80 毫克 / 日。

阿伐他汀常用量为 10 毫克 / 日，最大剂量为 80 毫克 / 日。

洛伐他汀常用量为 20 毫克 / 日，最大剂量为 80 毫克 / 日。

普伐他汀常用量为 20 毫克 / 日，最大剂量为 40 毫克 / 日。

氟伐他汀常用量为 20 毫克 / 日，最大剂量为 80 毫克 / 日。

他汀类药物治疗成人高血脂疗效显著，并可用于小儿高血脂的治疗。本类药的作用及不良反应基本相似，但各有特点。辛伐他汀与洛伐他汀比较，降脂作用增强约 1 倍，普伐他汀降脂作用较辛伐他汀弱 10 倍以上，但不良反应轻，不易引起外周性肌病，氟伐他汀降胆固醇作用强于洛伐他汀。

贝特类药物的降脂药理是什么

贝特类药物激活过氧化酶体增殖物激活受体（PPAR）α，刺激 LPL、ApoA1 和 ApoA2 基因表达，增强 LPL 的脂解活性，促进 VLDL 和 TG 分解以及胆固醇的逆向转运。适应高甘油三酯血症和以甘油三酯升高为主的混合性高血脂。

贝特类药物的不良反应是什么

贝特类药物最常见的不良反应为胃肠道不适，多为轻微的恶心、腹泻和腹胀等，通常持续时间短暂，不需停药。

另外，偶见皮肤瘙痒、荨麻疹、皮疹、脱发、头痛、失眠和性欲减退等。这些反应一般也很轻，多见于服药之初的几周之内，不需停药也可自行消失。个别症状明显者应减小剂量或停药。

长期服用贝特类药物时，就应该警惕药物引起的肝、肾功能损害了。所以，原本就有肝脏和肾脏疾病的患者应当慎用这些药物。还有个别患者服药后可能发生药物性横纹肌溶解症，表现为肌肉疼痛、无力，有时还有肌肉抽搐。这时测定血中肌酶含量，往往明显升高。如果患者同时服用了贝特类与他汀类这两种调脂药物，发生肝肾损害和横纹肌溶解症的危险便会明显增加。因此，服药期间患者应定期查肝、肾功能和血清中的肌酶含量，以便医生根据化验结果及时调整药物剂量，避免不良反应。

另外，贝特类药物可使胆结石的发生率升高，可能与此类药物使胆固醇排入胆汁的量增多，促进胆结石形成有关，故已有胆结石或胆囊炎等胆道疾病的患者应谨慎用药。贝特类药物对胚胎有一定毒性，可使胚胎生长延迟，所以孕妇、哺乳期妇女最好不服用，育龄期妇女和儿童一般也不宜用此类药物。个别患者服药后白细胞、红细胞和嗜酸粒细胞可能减少，定期检查血常规有助于早期发现这些异常改变。

贝特类药物的常用剂量是多少

非诺贝特：0.1 克 / 次，3 次 / 日，或晚上服用 200 毫克。

益多脂：0.25 克 / 次，2 ～ 3 次 / 日，口服。

苯扎贝特：0.2 克 / 次，3 次 / 日，口服。

吉非贝齐：0.6 克 / 次，2 次 / 日，口服；或上午服 0.6 克，下午服 0.3 克。

贝特类药适用于高甘油三酯血症或伴有轻度高胆固醇血症的患者，它们的作用和不良反应基本相同，其中非诺贝特作用最强，可使总胆固醇和甘油三酯水平下降，不良反应较小。

混合性高血脂如何选择用药

对于以胆固醇升高为主的高血脂，应首选他汀类药物或血脂康，其次选用烟酸，贝特类药物也可考虑应用。对于以甘油三酯升高为主的高血脂，应首选贝特类药物，其次可选用烟酸。对于以低高密度脂蛋白胆固醇为主的高血脂，可选用烟酸、吉非贝齐、他汀类药物和胆酸螯合剂。

血脂降至正常后是否需继续服药

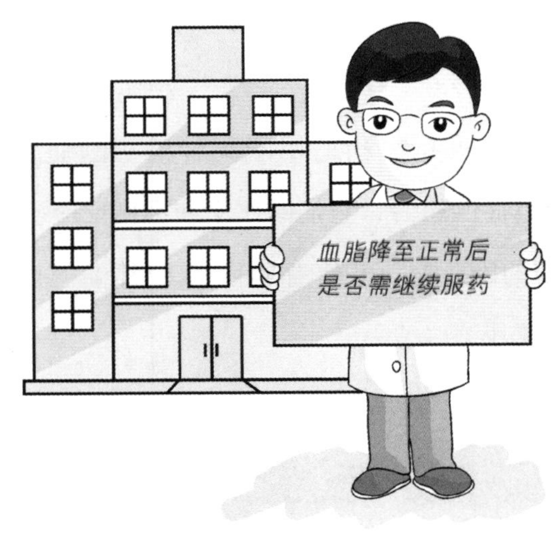

血脂降至正常是否继续服药，要根据具体情况来定。

若病情较轻，单用饮食疗法、减肥、体育锻炼等非药物治疗就能控制的高血脂，可以不必长期服药。若患者是继发性高血脂，如糖尿病患者，在糖尿病控制较好，血脂转为正常时，可以观察一段时间而不必服药。若患者有冠心病或有冠心病的多个危险因素，在血脂正常后还须坚持服药，否则停药后病情会复发。

家族性高胆固醇血症患者即使血脂降至正常后，仍需继续服药。当血脂降至接近目标水平时，可适当减少剂量，减少长期用药带来的不良反应。

家族性高血脂如何治疗

家族性高血脂患者单纯靠坚持饮食疗法、体育锻炼及减肥，通常难以完全控制病情。采用药物治疗时，有时一种药物常难以达到降低血浆胆固醇的效果，常需联合用药。方案有：他汀类药物加胆酸螯合剂，如辛伐他汀加考来烯胺；烟酸类加胆酸螯合剂，如烟酸加考来烯胺，或者阿昔莫司加考来烯胺。药物治疗难以控制的高血脂患者，手术治疗是降低胆固醇的有效方法，但会带来手术

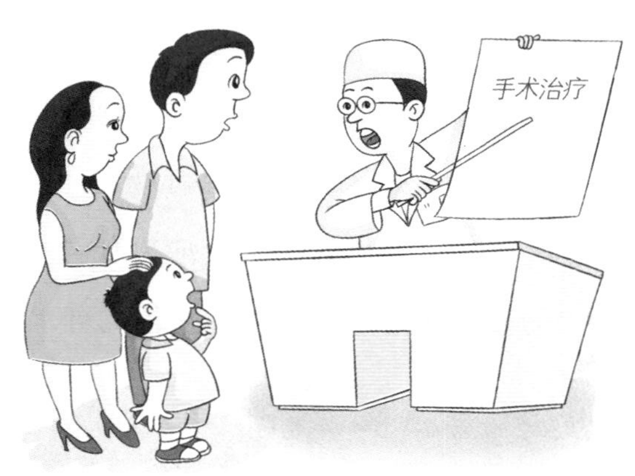

的痛苦及一些不良反应，患者一般不易接受。

血浆净化法，效果显著，但每次治疗维持时间短，需要反复治疗，且费用昂贵，易引起感染。

基因治疗，理论上讲是最好的治疗手段，但目前还处于试验阶段，尚未进入临床应用。

儿童、青少年高血脂患者如何用药

儿童、青少年高血脂患者只有在饮食疗法不奏效，并有以下两种情况时才使用药物治疗：低密度脂蛋白胆固醇≥4.9毫摩尔/升，或低密度脂蛋白胆固醇≥4.1毫摩尔/升并有早发冠心病家族史或伴有两个以上的冠心病危险因素。

儿童、青少年高血脂患者应选用疗效好、不良反应少、对生长发育影响小的药物，应以他汀类或贝特类药物为主。药物剂量要减量，应根据患儿的年龄计算出合适的服用剂量。

老年人如何选用降脂药

高血脂较轻的老年人，可首选一些几乎无不良反应但调脂效力较弱的弹性酶、泛硫乙胺、海鱼油制剂等试用。高血脂明显的老年人应选用安全、有效的降脂药，以他汀类和贝特类药物为主。还可以根据高血脂类型用药，高胆固醇血症者首选他汀类药物，高甘油三酯血症者首选贝特类药物。合并糖尿病的老人，可选用兼有降血糖作用的降脂药，如血脂康、苯扎贝特。用药剂量宜从小剂量开始，一般用正常剂量的 2/3 ~ 3/4。

哪些人不宜采取药物治疗

活动性肝炎的患者不宜使用调脂药物

因为这类调脂药物在肝脏代谢，因而可加重肝脏的损害。此外，患有慢性充血性心力衰竭，痴呆，晚期脑血管疾病，恶性肿瘤者，应慎重使用调脂药。

怀孕或哺乳期妇女不宜使用调脂药物

因为动脉粥样硬化是慢性过程，所以妊娠期停用调脂药物对治疗原发性高胆固醇血症的远期效果影响甚少，而且，胆固醇及其生物合成途径的其他产物是胎儿发育的必需成分，包括类固醇和细胞膜的合成。

他汀类调脂药在降低胆固醇生物合成的同时，也减少了胆固醇生物合成通路的其他产物。所以，孕妇服用这类调脂药物可能有损于胎儿。有关调脂药物及其代谢产物是否经人乳分泌，目前还缺乏研究。由于许多药物经人乳分泌，而且因调脂药物潜在的不良反应，因此哺乳期妇女不宜服用调脂药物。

怎样预防调脂药不良反应

应了解与药物不良反应相关的因素

（1）个体差异，也就是每个人对药物的敏感性不同。有的患者服药很长时间，肝功能均正常；而有的患者服药很短时间，肝功能却出现损害。

（2）药物之间的差异，如他汀类药有时可引起丙氨酸氨基转移酶升高。

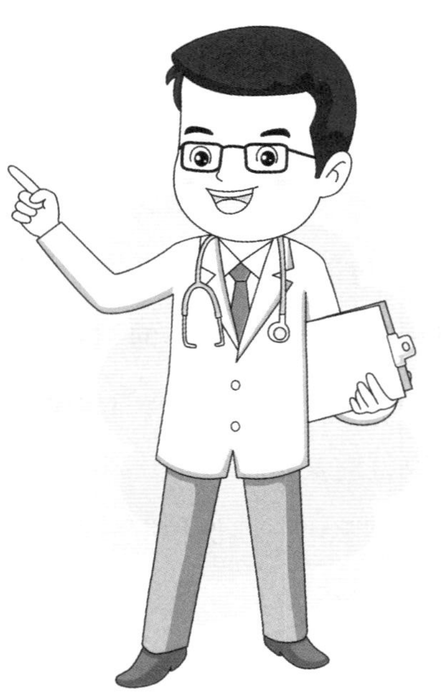

（3）合用药物，尤其是贝特类与他汀类药合用时，或合用了其他影响肝功能的药物。

（4）原来疾病的情况，如原来患过肝病者用时要慎重。

（5）剂量，大剂量用药容易出现肝损害。

用药过程中应注意

调脂药一般都需长期服用，有的甚至需终身服用。不同个体对同一药物的疗效及不良反应有相当大的差别。一般来说，服药后 1 ~ 3 个月应复查血脂、肝及肾功能，还应定期复查肌酸激酶及血尿酸水平。长年服药时，可每 3 ~ 6 个月复查 1 次。与此同时，应做有关的随诊观察，以便及时调整剂量或更换药物。

即使出现肝损害，患者也不必惊慌失措

药物性肝损害大多为一过性，停药后即可恢复正常。一般认为，丙氨酸氨基转移酶升高至正常值的3倍或3倍以上时，应暂停用药，等肝功能恢复正常后，再在医生指导下换用对肝功能损害较小的调脂药。如丙氨酸氨基转移酶略有升高，可在医生指导下适当减服调脂药，或检查有否其他原因。若丙氨酸氨基转移酶升高明显但低于正常值的1/3，可在医生指导下服用一些保护肝脏的药物，适当休息，绝大多数患者可较快恢复，并能坚持长期治疗。

血脂降得越低越好吗

胆固醇被很多中老年人视为洪水猛兽，总是希望它越低越好。事实却并非如此。胆固醇就像一把双刃剑，过高确实会增加患心脑血管疾病的危险，但过低也会出现种种问题。因为胆固醇是人体必不可少的“建筑材料”，用以支撑体内所有细胞的结构形状。胆固醇还是细胞膜的组成部分及合成激素和胆汁的关键成分。胆固醇不足，人的情绪便会出现极

不稳定的现象。

高血脂对血管潜移默化的危害必须引起重视，但血脂也绝不是降得越低越好。国外研究发现，血脂过低，肿瘤的发生率会有所增加。因为胆固醇和甘油三酯都是人体必需的营养物质，太多或太少，都不利于健康。

低密度脂蛋白升高是冠心病等心脑血管病变的主要病因之一。近年来的科学研究结果也一致表明，降低低密度脂蛋白能明显减小患冠心病的危险。因此，大多数高血脂防治指南主张，心血管疾病高危患者的低密度脂蛋白，应降至 100 毫克 / 分升（2.6 毫摩尔 / 升）以下。

由于高血脂与饮食和生活方式有密切关系，所以，饮食治疗和改善生活方式是治疗高血脂的基础措施。无论是否进行药物调脂治疗，都必须坚持控制饮食和改善生活方式。生活要有规律，不能经常熬夜，尤其是要杜绝“开夜车”（如通宵打牌、看电视等不良生活习惯）。

第三章

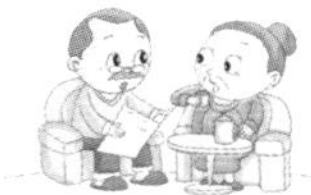

饮食
和运动疗法

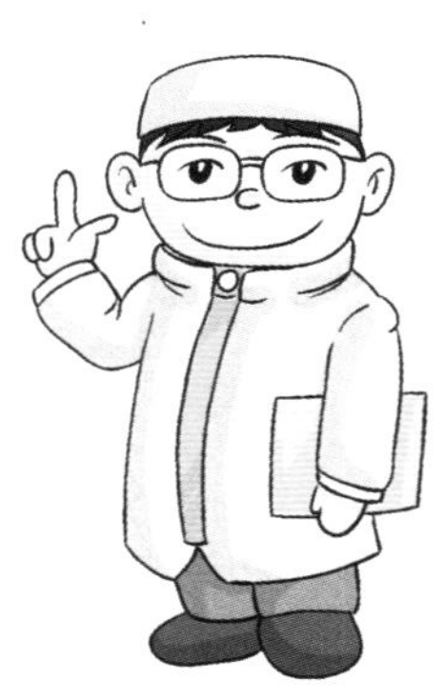

高血脂患者如何进行合理的饮食治疗

饮食治疗注意两个方面：一是所采取的饮食措施既要达到降低血脂的目的，又要使患者获得足够的营养供给，这样才能保证身体健康。那种以素食为主的做法是不可取的。二是饮食治疗方法应根据高血脂类型的不同而有所差异。就是要做到因人而异，不可生搬硬套，更不可道听途说。

下面对不同类型高血脂的饮食治疗进行原则性介绍：

（1）高胆固醇血症：胆固醇水平增高，而甘油三酯水平正常的患者，饮食治疗的要点是限制食物中的胆固醇，建议每天的胆固醇摄入量< 200 毫克。应忌食或少食含胆固醇高的食物，如动物脑、动物脊髓、动物内脏、蛋黄、贝壳类和软体类食物。当然，保证每天一定的胆固醇摄入量也是必需的，因此，患者不应该拒绝含胆固醇的食物，而应适量摄入胆固醇含量不太高的食物，如瘦肉、鱼类和奶类等，对于高胆固醇血症患者，动物性脂肪的摄入量也要限制，应适当增加植物油的摄入。

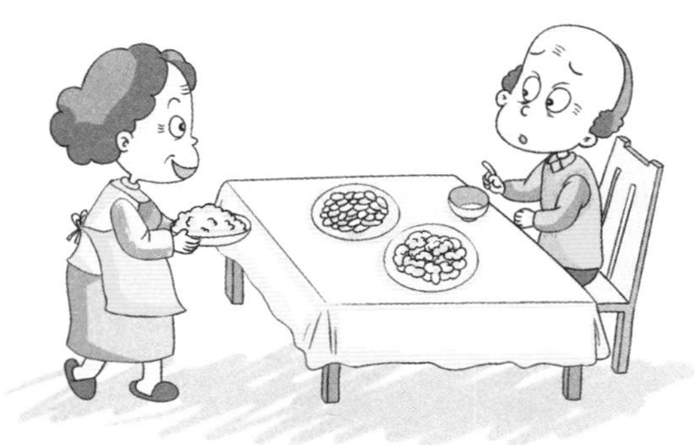

（2）高甘油三酯血症：对于甘油三酯水平增高，而胆固醇水平正常的患者，其饮食治疗的要点与高胆固醇血症患者不同。

第一，限制进食量。目的在于减少每日的热量摄入，降低体重，达到并维持理想体重。

第二，限制甜食。高甘油三酯血症患者对糖类特别敏感，吃糖可以使其甘油三酯水平更高。因此，白糖、红糖、水果糖、蜜糖以及其他含糖的食品都应尽量少吃或不吃。

第三，禁酒。酒可以使这类患者的甘油三酯水平增高。

第四，适当增加蛋白质，尤其是大豆蛋白的摄入。

第五，适当限制胆固醇。以每天低于 300 毫克为宜，允许患者每周吃 3 个鸡蛋，其他含胆固醇的食物也可以适当食用，只要总摄入量不高于上述限制即可。

第六，适当限制脂肪，尤其是动物脂肪。

（3）混合型高血脂：混合型高血脂患者胆固醇和甘油三酯含量均增高，因此饮食治疗的要点是上述两型高血脂患者饮食要点的综合体，即适当限制胆固醇和动物脂肪，控制食量以降低体重，忌吃甜食，戒酒，适当增加植物油、豆类及其制品的摄入量，多吃蔬菜、瓜果和某些有降脂作用的食物。

高血脂患者如何计算饮食量

计划每一餐时，我们首先要明确每天需要多少热量，这可以通过计算获得。热量要根据年龄、性别、身高、理想体重、劳动强度、季节等来计算，其中以体重和劳动强度为主要参数，热量的供给以达到或维持理想体重为宜。如果每天吃的食物所提供的热量大于每天的消耗量，久而久之就会变胖；如果食物的供热量长期低于消耗量就会导致消瘦，严重时会发生营养不良。

计算出每日所需的总热量后，便可以按照平衡、合理的膳食原则将热量按比例进行分配，制定自己的营养食谱了。

每日摄入的总热量应该包括基础能量消耗和体力活动所需要的热量。我们可以通过每天消耗热量的多少来推算食物的需要量。

成年人安静状态下维持健康所必需的最低热量约为 5000 千卡。肥胖的患者要严格限制总热量以达到减重的目的，消瘦的患者可适量放宽总热量以达到增加体重的目的。

确定每日所需总热量需通过标准体重和单位体重所需热量来计算。

第一步，明确自己的标准体重。大家可以根据下面的公式快速算出自己的标准体重（任选一个即可）。

公式 1：标准体重（千克）=［身高（厘米）— 100］×0.9

公式 2：标准体重（千克）= 身高（厘米）— 105

第二步，评价自己是胖还是瘦。我们可以通过低于或超过标准体重的百分数来衡量。超过标准体重的 20% 为肥胖，超过标准体重的 10% 为超重，低于标准体重的 20% 为消瘦，低于标准体重的 10% 为体重不足。也可以通过体质指数（BMI）来衡量。体重指数（BMI）= 体重（千克）/ 身高（米）^{2}。2000 年，国际肥胖工作组提出了亚洲成年人体重指数分类标准：＜ 18 为体重过低，18.5 ~ 23.9 为正常范围，24 ~ 27.9 为超重，≥ 28 为肥胖，≥ 30 为重度肥胖，≥ 40 为极重度肥胖。

第三步，计算每日所需总热量。在评定自己肥胖、消瘦或处于理想体重水平的基础上，结合每天的活动强度，就可以计算自己每日所需的总热量了。下表中横向代表自己的体重情况，纵向代表每天的活动强度，横纵的交会点所示的数值就是自己每天所需的热量。

每天所需的热量

活动强度	消瘦 / 体重不足	正常	肥胖 / 超重
重体力（建筑、农活、跑步、足球、篮球）	45 ~ 50	40	35
中体力（快走、洗衣、网球、游泳、骑车）	40	35	30
轻体力（办公、散步、打牌、钓鱼）	35	30	20 ~ 25
休息状态（如卧床）	25 ~ 30	20 ~ 25	15 ~ 20

注：热量单位为千卡 / 千克体重，1 千卡 ≈ 4.2 千焦

公式 3：每日所需总热量 = 单位体重所需热量 × 标准体重。

按照不同营养素的热量供给比例，参考每克碳水化合物和每克蛋白质供热 4 千卡、每克脂肪供热 9 千卡，就可以计算出三大营养素的具体摄入量了。

含胆固醇的食物绝对不能吃吗

在不少人心里有这样一种观点，他们认为胆固醇是极其有害的，含胆固醇的食物绝对不能吃。

我们说这种观点是非常片面的，持这种观点的人对胆固醇在人体内的作用缺乏清楚的认识。事实上，胆固醇是细胞膜的组成成分，还会参与一些甾体类激素和胆酸的生物合成。

另外，许多含有胆固醇的食物中其他的营养成分也很丰富，如果过分忌食这类食物很容易引起营养平衡失调，导致贫血和其他疾病的发生。

哪些食物胆固醇含量比较高

自然界中的胆固醇主要存在于动物性食物中，少数植物性食物中也有固醇，但这种在结构上与动物胆固醇十分相似的物质——植物固醇没有致动脉粥样硬化的作用。在肠黏膜，植物固醇（特别是谷固醇）可以竞争性地抑制胆固醇的吸收。

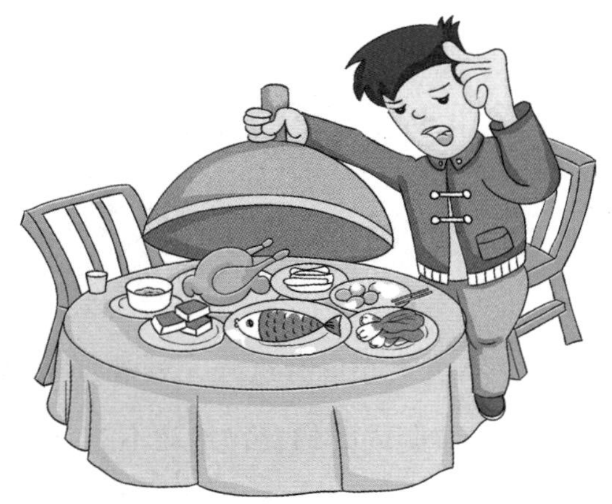

胆固醇虽然普遍存在于动物性食物中，但不同的动物以及动物的不同部位，胆固醇的含量却很不一致。一般而言，畜肉的胆固醇含量要高于禽肉，肥肉要高于瘦肉，贝壳类和软体类要高于一般鱼类，而蛋黄、鱼子、动物内脏的胆固醇含量则非常高。

通常将每100克食材中胆固醇含量低于100毫克的食物称为低胆固醇食物，如鳗鱼、鲳鱼、鲤鱼、猪瘦肉、牛瘦肉、羊瘦肉、鸭肉等；将每100克食材中胆固醇含量为100～200毫克的食物称为中胆固醇食物，如草鱼、鲫鱼、鲢鱼、黄鳝、甲鱼、蟹肉、猪排、鸡肉等；将每100克食材中胆固醇含量为200～300毫克的食物称为高胆固醇食物，如猪肾、猪肝、猪肚、蚌肉、蛋黄、蟹黄等。很多的动物脑则是极高胆固醇食物。

高胆固醇血症患者应尽量少吃或不吃高胆固醇食物。

怎样合理食用高胆固醇食物

动物性食物（鱼、肉、蛋、奶等）普遍含有胆固醇。以下日常食物含有大量的胆固醇，应引起我们尤其是高胆固醇血症患者的高度注意。

（1）动物脑：动物脑含胆固醇极多，每 100 克猪脑含胆固醇 2571 毫克，羊脑含 2004 毫克，牛脑含 2447 毫克。所幸的是，大多数人在日常生活中吃动物脑的次数并不多，如果吃动物脑的话，以每年不超过 2 次为宜。

（2）动物内脏：动物内脏含有较多的胆固醇，每 100 克含 200 ~ 400 毫克胆固醇。所以，动物内脏应尽量少吃。如果要吃动物内脏的话，以每月不超过 2 次为宜。

（3）鱿鱼：每 100 克鱿鱼（鲜重，水分含量 80.4%）含胆固醇 268 毫克。如果要吃鱿鱼的话，以每周不超过 2 次为宜。

（4）贝壳类：鲜贝、赤贝、牡蛎、扇贝、鲍鱼、蛤蜊、螺类等通常含有较多的胆固醇，其含量一般在 100 ~ 200 毫克 /100 克。虽然贝壳类食物含胆固醇也较多，但这类食物价格较高，所以消费量并不大。

（5）动物油脂：奶油、黄油、羊油、猪油、牛油等动物油脂含有较多的胆固醇，且这些油脂中的饱和脂肪酸还可以促进肝脏合成更多的胆固醇。因此，应尽量少食用动物油脂。

常见的低脂食物有哪些

（1）芹菜。芹菜具有降低血清胆固醇的作用，并可辅助治疗高血压，可作为高血脂伴发动脉粥样硬化、高血压病患者辅助治疗的佳蔬。

（2）大蒜。大蒜及其大蒜制剂能降低总胆固醇和甘油三酯水平，还可增加高密度脂蛋白和减少低密度脂蛋白。人工合成的大蒜素也有降低胆固醇和甘油三酯的作用。每日服食相当于 50 克大蒜的新鲜蒜汁或精油，能防治所有饮食引起的血浆胆固醇水平的升高。注意在烹饪过程中，大蒜忌高温油炸。

（3）洋葱。洋葱有助于抑制高脂肪饮食引起的血浆胆固醇升高，并使纤维蛋白溶解活性下降，故可用于防治动脉粥样硬化。另外，洋葱还有降血糖作用。因此经常食用洋葱可以防治高血脂等“富贵病”。

（4）香菇。香菇营养丰富，含有多种营养素，并有降血脂的作用。香菇中含有香菇嘌呤等核酸类物质，可降低血清和肝脏胆固醇的含量，防止动脉壁脂质沉积和动脉粥样硬化斑块的形成。

（5）口蘑。口蘑所含膳食纤维相当高，膳食纤维具有很好的降脂作用。口蘑不仅可降血脂，同时兼有降压、降糖以及减肥等特殊作用，是膳食餐饮生活中的佳品。

（6）黑木耳。黑木耳所含膳食纤维量很高，每 100 克干木耳含膳食纤维 30 克。每日食用一定量的黑木耳，可有效降低高血脂患者的血脂含量。

（7）玉米。玉米的提取物玉米油，是一种富含多个不饱和脂肪酸的油脂，有助于抑制胆固醇的吸收。对年龄较轻而血浆胆固醇浓度较高的人来说，长期食用玉米油能明显降低血脂，预防冠心病的发生。另外，玉米油中含有丰富的维生素 E，是抗动脉粥样硬化的理想食用油。

（8）花生。花生有降低血中胆固醇的作用。花生所含脂肪酸大部分为不饱和脂肪酸，达 80% 以上。这类不饱和脂肪酸具有降低胆固醇的作用。花生不仅能降低胆固醇，还能预防中老年人动脉粥样硬化和冠心病的发生。

（9）大豆。大豆及大豆制品具有降低胆固醇的作用。大豆含有大量的豆谷醇，几乎不含胆固醇，可以抑制机体吸收动物食品所含胆固醇的作用。另外，大豆还含有丰富的不饱和脂肪酸——亚油酸，能降低血中胆固醇含量，有助于高血脂、高血压、动脉粥样硬化患者的康复。

（10）鱼类。鱼类含有丰富的优质蛋白质和多种维生素、无机盐以及人体必需的微量元素，其中很多成分是陆地上很多动植物无法比拟的。海鱼鱼油含有大量的不饱和脂肪酸，具有降低血清胆固醇和甘油三酯的作用。长期食用鱼类，尤其是海鱼，对防治高血脂和冠心病有更多的好处。

（11）苹果。苹果不含胆固醇，而且含有大量的果胶。另外苹果是优质高钾食品，且含较多纤维素、有机酸等成分，均可使血清胆固醇和肝脏胆固醇含量显著降低。食用苹果时应将外皮反复洗净，连皮一同嚼食，可减少有效成分的丢失。

（12）西红柿。西红柿具有较好的降血脂作用，被称为降血脂的辅助剂。西红柿外表皮含有丰富的膳食纤维，若将西红柿外表皮洗净，连外皮一起食用，则摄入膳食纤维更多，更有益于血中胆固醇的降低。

此外，黄瓜、菠菜、胡萝卜、冬瓜、山楂、葵花子、红辣椒、核桃仁、绿豆、海带、猕猴桃、生姜、甲鱼、兔肉、植物油等，均有降低血脂的作用。

高血脂患者的饮食原则是什么

少吃或不吃动物内脏、蛋黄等胆固醇含量高的食物

血液中的胆固醇主要（70%以上）是由肝脏合成的。只有少部分（不足30%）来源于食物。所以，仅靠减少胆固醇摄入并不能从根本上治疗高胆固醇血症。但是，控制食物中胆固醇的摄入对降低胆固醇水平仍然是有帮助的。根据美国心脏病协会推荐的标准，每人每天摄入的胆固醇宜少于300毫克或更低。

少吃肥肉和荤油，减少饱和脂肪酸的摄入

饱和脂肪酸广泛存在于肉、蛋、奶类食物中，尤其以肥肉、荤油和动物内脏的饱和脂肪酸含量为多。饱和脂肪酸具有促进血液低密度脂蛋白胆固醇升高的作用，其效力甚至超过了胆固醇本身。

多吃蔬菜、水果和菌藻类食物

魔芋、木耳、海带、裙带菜、洋葱、南瓜、薯类等食物含有丰富的膳食纤维，有助于胆固醇的排泄。人体主要通过胆汁来排泄胆固醇。肝脏利用胆固醇合成胆酸，胆酸随胆汁排入胃肠道参与脂肪的消化，之后，一部分胆酸代谢产物被重新吸收回血液，另一部分胆酸代谢产物则随粪便排出体外。膳食纤维的作用就是吸附更多的胆酸代谢产物，使之排出而不是重新回收利用。这样，肝脏只好利用更多的胆固醇来合成胆酸，以补充胆酸的丢失。大量研究证实，增加膳食纤维的摄入具有明确的降低胆固醇的作用。

以植物油代替动物油

橄榄油、茶油、玉米油、菜籽油中含有的单不饱和脂肪酸具有降低低密度脂蛋白胆固醇的作用，可在日常饮食中与豆油、花生油等其他植物油搭配食用。

适当服用鱼油和卵磷脂

鱼油和卵磷脂具有降血脂的作用，不过其作用主要是针对甘油三酯的，降低胆固醇的作用较弱（当然，对于降低胆固醇仍然是有用的）。

补充维生素

维生素 C、维生素 E 等具有抗氧化作用的成分虽然并不能直接使血液中的胆固醇减少，但有助于减轻胆固醇对血管的损伤。

对高血脂患者有益的食品有哪些

主食：大米、小米、玉米、小麦等谷类。

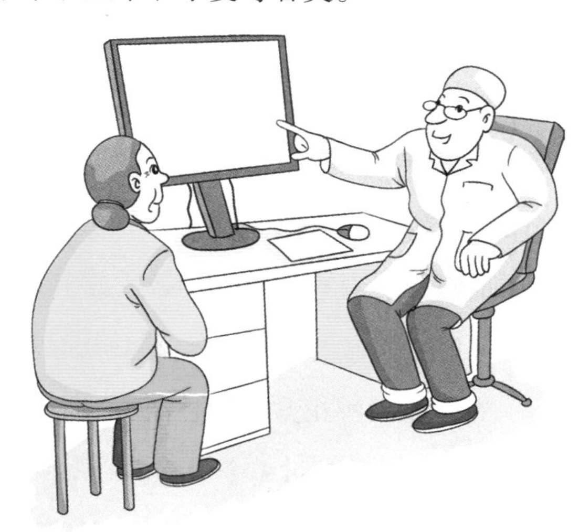

蔬菜：芹菜、大蒜、洋葱、胡萝卜、西红柿、茄子、黄花菜、香菇、紫菜等。

豆类：豆及豆制品。

肉类：猪瘦肉、牛羊瘦肉、兔肉、

鸡肉、鸭肉、鹅肉等。

水产品：黄鱼、带鱼、黑鱼、海带、黄鳝、鲳鱼、鲫鱼、鲤鱼等。

水果：苹果、山楂、香蕉、橘子、枣、瓜类等。

植物油：豆油、玉米油、花生油、芝麻油等。

乳制品：酸奶、脱脂奶等。

茶叶：绿茶。

怎样合理食用鸡蛋

鸡蛋营养丰富，物美价廉，食用方便，因而深受人们的喜爱。一个鸡蛋含蛋白质 5 ~ 6 克，其中大部分是白蛋白，含脂肪 5 ~ 6 克，还含有钙、磷、维生素及卵磷脂等，是人类食物蛋白中生物价值较高的食品之一。但蛋黄部分含有较多的胆固醇，每个鸡蛋含胆固醇 250 ~ 300 毫克，因而它的食用量应受到限制，但也不必过分害怕。一般来说，健康人每天进食 1 个鸡蛋，并不会引起胆固醇的明显增高。

对于胆固醇正常，而甘油三酯增高的患者，也可以进食鸡蛋，以每日不超过 1 个为宜。

对高胆固醇血症的患者，特别是重症患者，应尽量少吃鸡蛋，每周不应超过 2 个为好。因为高胆固醇血症的患者对外源性胆固醇的耐受性较差，易加速动脉粥样硬化的发生。

高血脂患者可以喝牛奶吗

牛奶中含有一种酸类物质，能抑制肝脏合成胆固醇，降低血液中总胆固醇的含量。这种作用大大超过牛奶本身带给人体的胆固醇量，从而起到降低胆固醇的作用。同时，牛奶中含有较多的钙，也可减少人体对胆固醇的吸收。因此，喝牛奶不仅不会升高血浆胆固醇，反而可使其降低。但是，营养过剩的人则应适当控制，若要饮牛奶，就须适当减少碳水化合物的摄入量。一般每日奶量应控制在 250 克以内，包括牛奶、酸奶和奶制品。

用豆制品完全代替肉食可以吗

既然豆类制品具有降低胆固醇的作用，为防治高血脂，可否以豆代肉呢?

豆制品含有丰富的蛋白质、钙、磷，以及植物雌激素、皂角甙等对人体健康有益的成分，备受人们的喜爱。有人认为吃肉会引起高血脂，以至于每天早晨不是吃豆腐脑就是喝豆浆，日常做菜更是离不了豆腐干之类的豆制品。殊不知，偏食豆制品也会给机体带来营养失衡，甚至引发代谢紊乱等疾病。

豆制品虽然蛋白质丰富，但是属于植物蛋白，不能补充机体每天必需的氨基酸，而且过多食用豆制品会阻碍人体对铁的吸收，并容易引起消化不良、腹胀、腹泻等病症。所以，除了吃豆制品外，还应吃些动物蛋白质丰富的食物，如鸡蛋、牛奶、瘦肉、鱼肉等。豆制品是不可以完全代替肉食的。

高血脂患者完全“吃素”好不好

一些高血脂患者认为，吃肉、蛋、奶能升高血脂，就“吃素”好了，这种认识是片面的。人体为了维持正常生命活动和从事劳动，必须从食物中摄取三大营养物质：碳水化合物、脂肪和蛋白质。蛋白质是人体重要组成部分，它是一切生命现象和生理功能的体现者。蛋白质主要存在于肉、蛋、奶类中，如果长期“吃素”不仅不能控制高血脂，还会出现各种营养缺乏病，导致机体免疫功能低下，对各种疾病的抵抗力减弱，致使体弱多病。

高血脂患者可以吃肥肉吗

猪肉（尤其是肥肉）含脂肪过高，胆固醇含量亦高，对患有心血管疾病如动脉粥样硬化、冠心病、高血脂、高血压的患者不利。由于高血脂患者多食猪肉（尤其是肥肉），能增高血中胆固醇含量，因此多数倾向于少食猪肥肉，这是很有道理的。

但任何事物都是一分为二的，猪肉也是这样。有研究报道，猪肥肉中含有防癌物质，适当与植物油搭配着吃，对健康和防癌是有益的。倘若人们长期限食或不食肥肉，使机体长期处在低胆固醇状态，则可引起继发高血脂，同样会导致动脉硬化，而且还特别易于发生感染、贫血及营养不良等疾病。猪肥肉只要烹调得法，仍是一种有益健康的食品。

多吃鱼能预防动脉粥样硬化吗

鱼类，特别是海鱼虽然同肉类一样含有大量的动物脂肪，但它们所含的大部分是不饱和脂肪酸，这种脂肪酸与蛋白质结合后主要形成高密度脂蛋白，这种脂蛋白是抗动脉硬化蛋白，能起到血管“清道夫”的作用。因此平时多吃鱼等海产品对预防高血脂、高血压和动脉硬化等疾病的发生十分有益，能起到预防心脑血管疾病的作用。所以建议人们最好每周能吃一次鱼。

高血脂患者宜多吃哪些富含维生素的食品

维生素是维护人类生命和健康的必需物质，人体不能合成或合成量极少，必须从食物中摄取。对血脂代谢有影响的主要是维生素C、维生素E和胡萝卜素。维生素C可促进胆固醇降解，加速血清极低密度脂蛋白和甘油三酯降解，从而降低血清总胆固醇和甘油三酯水平。中国营养学会推荐我国成人维生素C每日摄入量为60～100毫克。含维生素C丰富的食品包括绿叶蔬菜和某些瓜果，如杧果、西红柿、猕猴桃、山楂、鲜枣、柑橘类等。

维生素E有利于胆固醇的转运和排泄，从而对血脂水平起调节作用。维生素E还可降低致动脉粥样硬化因子——低密度脂蛋白的水平。植物油中维生素E含量较高，通常每月进食250～500克植物油即能满足机体对维生素E的需要。坚果类如花生、胡桃、西瓜子、白果、莲子等均含有丰富的维生素E。

胡萝卜素可以降低血清胆固醇，美国科学家认为食用胡萝卜素可使胆固醇降低10%～20%。

高血脂患者为什么要限制食盐的摄入量

现代医学研究证明，食盐摄取过多可导致高血压，其实不仅是高血压患者，高血脂患者也不宜摄取过多食盐。

这是因为高血脂患者易出现动脉硬化，血管脆性增高，加之食盐摄取过多而引起血压升高，大大增加了动脉硬化的危险。因此高血脂患者每日食盐摄取量应控制在5克左右。在抑制食盐摄入量时，不但要考虑做菜时少用盐，还要少食含盐多的食品，如酱油、豆酱、腌咸鱼、火腿、咸猪肉等。

常见的降脂水果有哪些

（1）苹果。苹果富含果胶，并且苹果越是小而酸，果胶含量就越多。但是单独摄取果胶效果不明显，只能起到抑制肠内胆固醇吸收的作用，而同时摄取果胶和含胆固醇的食物，能够使胆固醇的吸收量减少30%左右，最大限度地抑制血液中胆固醇的升高，发挥降低胆固醇的作用。所以如果能够把苹果做成沙拉，和肉类、鸡蛋一起食用，可最大限度地发挥果胶降低胆固醇的作用。

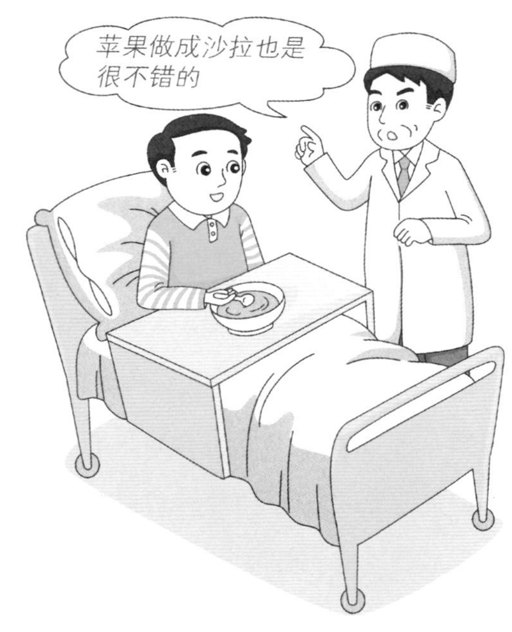

（2）柑橘。柑橘中的果胶含量相当丰富，也具有抑制胆固醇升高的作用。并且柑橘中还含有降低胆固醇作用的维生素 C。研究表明，同时摄取果胶和维生素 C，降低胆固醇的作用会更大。柑橘中含有的纤维素、半纤维素、木质素等膳食纤维，在大肠内可吸收水分，使粪便变软、体积变大，从而增加排便量，消除便秘。但是要注意，不能食用过量柑橘，如果果胶摄取得太多，不仅是胆固醇，就连身体必需的钠、铁、亚铅等微量矿物质的吸收也会被抑制。柑橘的果实部分含有 0.2% ~ 0.3%的果胶，果皮部分含有 4% ~ 5%。另外，果皮部分还含有很多其他膳食纤维，带皮吃柑橘对补充果胶等膳食纤维十分有效。所以，建议每天吃2个左右带皮的柑橘。

(3)草莓。草莓中富含的维生素及果胶等，对高血压、高血脂、冠心病、便秘等均有一定效果。

(4)柚子。柚子中同样富含果胶，可降低低密度脂蛋白的水平，并能减少对动脉壁的破坏。

(5)核桃仁。核桃仁所含的脂肪成分主要是亚油酸甘油酯，并且混有少量亚麻酸及油酸甘油酯。经常食用核桃仁不但能降低血中胆固醇的含量，还能减少肠道对胆固醇的吸收，适合动脉粥样硬化、高血脂患者食用。

(6)山楂。山楂是天然的降脂物，主要含有山楂酸、脂肪分解酸、维生素C等，具有降低血压、促进胆固醇排泄而降低血脂的作用。

为什么动物内脏不宜多吃

家住广州的李先生一家具有这种典型的中国人想法，如果最近有头痛，记忆力不太好，太太就会买猪脑吃；腰痛就会买动物的肾脏回来吃；有一点气色欠佳的话就吃点猪肝之类的补血的动物内脏。因此，他吃的动物内脏可谓形形色色，而且未曾间断过。后来年龄大了，越来越钟情于动物内脏那种不同于肉类的独特口味，甚至这些都会成为每次吃饭必有的菜肴。李先生从未检查过身体，直到发生心肌梗死住院，才发现血脂高得吓人。

在我们周围，像李先生一家这样的不乏其人。“吃什么补什么”部分是有道理的，动物内脏含有丰富的铁、锌等微量元素和维生素 A、维生素 B_2、维生素 D 等，食用后，能有效补充人体对这些物质的需求。不仅如此，一些动物内脏像鸡胗和鸭胗，其蛋白质含量与鸡肉、鸭肉相当，而脂肪含量却只有鸡肉和鸭肉的 1/5，可以说是一种大众健康食品，几乎适合所有人食用。正在长身体的儿童容易缺锌，动物内脏更有必要吃。

但是，动物的内脏中含有大量的脂肪和胆固醇。猪肉其他部分的胆固醇和脂肪比里脊肉高得多，而其内脏器官的胆固醇和脂肪又比猪肉高。如果经常食用动物内脏，很可能引起高血脂，因此已经患有高血脂的人，更不应该多食动物内脏。

为避免摄入过多的胆固醇，高血脂患者应该严格限制进食动物内脏。另外要注意，高血脂患者饮食治疗是首要的，即使服用降脂药物，也应以饮食控制为基础，否则降脂药物的效果也难发挥出来。

运动疗法对于治疗高血脂有什么作用

运动可以促进人体肌肉骨骼的生长发育，改善呼吸系统、循环系统、神经系统、消化系统的功能，提高人体的免疫力和身体素质，使人体活动变得更加敏捷协调。运动还能减轻心理压力、调节情绪，有利于心理的健康。因此，适当的运动是强壮体魄、调整心态、延年益寿的重要措施。

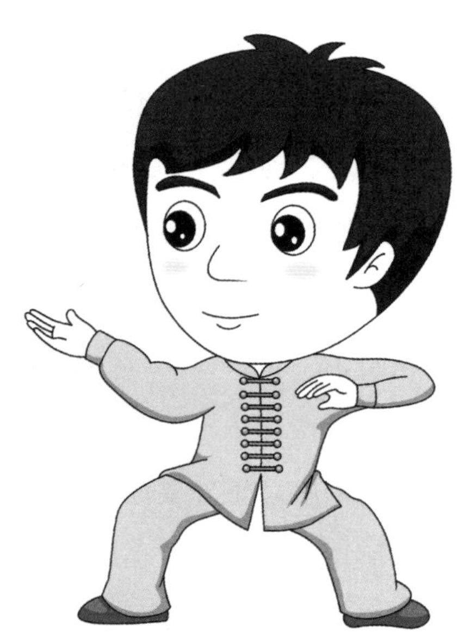

对于高血脂患者来说，运动是一种很好的治疗手段，不容忽视。人体消耗胆固醇和甘油三酯的主要方式有两种，一种是自然消耗，一种是通过运动消耗。运动可以减轻体重，增强体质，调节心情；运动可以增进机体组织对糖、胆固醇、甘油三酯的利用，降低血液黏度，促进血液循环和新陈代谢，改善人体的心肺功能，从而有利于血脂、血压、血糖的控制，对各种心脑血管疾病包括高血压、冠心病、糖尿病、脑梗死等均有一定的预防效果。所以，病情稳定的高血脂患者是非常适宜采用运动疗法的，肥胖型的高血脂患者尤其适合。运动疗法与饮食疗法、药物疗法一样，都在高血脂的治疗中发挥着举足轻重的作用。

高血脂患者运动时要遵循哪几个原则

选择合适的运动项目

根据自身情况，选择长距离步行或慢跑、骑自行车、体操、太极拳、广场舞、游泳、爬山、乒乓球、羽毛球、网球及健身器材等。

掌握运动强度

运动时心率为本人最高心率的60%～70%，相当于50%～60%的最大摄氧量。一般40岁心率控制在140次/分，50岁130次/分，60岁以上120次/分以内为宜。

适当的运动频率

中老年人，特别是老年人由于机体代谢水平降低，疲劳后恢复的时间延长，因此运动频率可视情况增减，一般每周 3 ~ 4 次为宜。

合适的运动时间

每次运动时间控制在 30 ~ 40 分钟，下午运动最好，并应坚持长年运动锻炼。

高血脂患者健身应该特别注意：

①重视在运动过程中和运动后的自身感觉，如出现严重呼吸费力、前胸压迫感、头晕眼花、面色苍白等现象，应立即停止运动，有条件的话，应平卧休息。

②高血脂患者而无其他合并症应保持中等强度运动量，即每天达到慢跑 3000 ~ 5000 米的运动量。

对合并有轻度高血压、肥胖、糖尿病和无症状性冠心病等疾病者应自行掌握，以锻炼时不发生明显的身体不适为原则，必要时应在医疗监护下进行。

对伴有重度高血压、严重心脏病（如急性心肌梗死、心力衰竭、严重心律失常等）、严重糖尿病以及严重肝肾功能不全者应禁止运动，待上述疾病明显改善后再考虑适量运动。

③运动要持之以恒，贵在坚持。

为什么说步行是一种非常好的运动

步行是一项极有意义的健身强体活动。它包括散步、慢步行走、快步行走等，慢步行走和快步行走合称为医疗步行。

我国古代医学家早就认为，散步者，散而不拘之谓，且行且立，且立且行，须得一种闲暇自如之态。并指出散步是用来养神的。现代医学的新近一项研究表明，在饱餐一顿之前短时间快步行走能迅速消除对人体有害的血脂。

据报道，英国拉夫伯勒大学阿德里安娜·赫德曼博士领导的研究组对志愿者进行如下的试验：一组志愿者以较快的速度步行 3.2 公里，使他们的心率加快，然后吃一顿正常晚餐，第 2 天早晨则吃一顿高脂肪早餐。在第 2 次试验时，则在进食高脂肪早餐前休息 1 天。结果发现，进行快步走运动的高脂早餐后血脂要比休息 1 天后的高脂早餐后血脂降低 30%以上。研究人员认为，人在快步行走时能量消耗增加，并从体内储存的脂肪中获得额外增加的能量需要。在运动后恢复期，则会从血液中提取膳食脂肪来补充脂肪储存库，从而使血脂水平下降。

高血脂患者怎样进行步行运动

现将高血脂患者散步及医疗步行的锻炼要点、注意事项分述如下。

散步

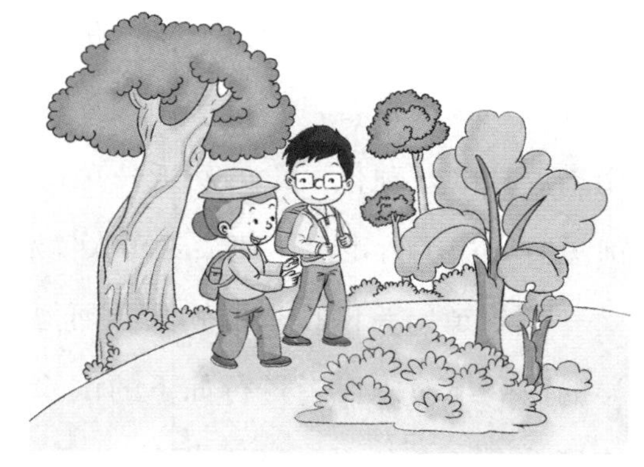

①散步适用于中度以上的高血脂患者及其并发肥胖症、高血压、冠心病、糖尿病、溃疡病者。

②锻炼要点：a. 每次散步宜持续 30 分钟左右。b. 散步速度以每分钟 60 ~ 100 步为宜。c. 散步时，呼吸要平稳，脉率每分钟不大于（170 —年龄），如 65 岁者，其脉率不应大于每分钟（170 — 65）即 105 次。

③注意事项：a. 散步时须选择空气清新（避开雾天）、道路平坦、有阳光、有树木的场所。b. 年老体弱者须结伴而行。c. 高血脂伴严重心肺功能不全以及伴高血压且其舒

张压大于 110 毫米汞柱时，不得外出散步。

医疗步行

①医疗步行适用于轻度或中度高血脂患者，对高血脂伴轻、中度肥胖病者亦适用。

②锻炼要点：a. 动作要领是挺胸、抬头、直膝、大步走或快步走，双手在体侧自然地大幅摆动。b. 行走的距离可以从 400 米开始，逐渐增加到 800 米，再增加到 1000 米往返。c. 行走的速度一般为每分钟 80～100 米。d. 完成增加路程后可选择一段坡路（坡度以 5°～15° 为宜）进一步增加运动强度。e. 每次锻炼中途可休息 3～5 分钟。f. 步行运动在一日内任何时间、任何地点都可进行。

③注意事项：a. 行走的距离、速度及选择坡路应视自己的体力和病情而定，不可速度过快。b. 病情较重者初始步行距离和速度可更低些，如可从 200 米往返开始，速度可慢于每分钟 80 米。c. 清晨或晚餐后 1 小时，且在远离马路的地方进行更为有益。d. 步行持续时间要制订计划，逐步增加，循序渐进，且贵在坚持。e. 对高血脂伴严重心肺功能不全及Ⅲ期（重度）高血压患者，不宜在室外进行医疗步行。f. 如运动中出现极度疲劳或原有症状加重，应暂停锻炼。

高血脂患者怎样进行跑步运动

跑步运动是一项有氧运动，有短跑、长跑，以及竞技跑、快速跑、慢跑等形式，对于高血脂（与肥胖症等）患者来说，在没有其他并发症的情况下，以中距离慢跑尤为适宜。这种中距离慢跑运动强度小、时间长、耗氧量低，来得及从有氧氧化过程中获得能量，吸入的氧量也基本满足运动的需要。此项运动适用于轻度、中度高血脂患者，对高血脂伴轻、中度肥胖症者亦有较好的调脂减肥效果。

锻炼要点

①以慢跑为宜，持续时间应在 20 分钟以上。如果按每分钟跑 150 米，消耗 33.44 千焦热量计算，20 分钟可消耗 668.8 千焦热量。

②慢跑前做 3 ~ 5 分钟准备活动，如肢体伸展及徒手操等。

③慢跑速度掌握在每分钟 100 ~ 150 米为宜。

④运动时自然跑动，全身肌肉放松，注意调整呼吸，匀速进行。正确的慢跑姿势为两手微握拳，两臂自然下垂摆动，腿不宜抬得过高，身体重心要稳，步伐均匀有节奏，且应前脚掌着地，而不应足跟着地。

⑤制订每天的跑步计划，依据事先测定的运动耐量而定。运动耐量是按照达到最高心跳次数的65%～70%心率的运动量作为运动指标。跑步计划依个人情况制订，注意循序渐进，不可操之过急。

⑥每次慢跑后做整理运动，逐渐放慢速度直到步行，再做一些徒手操。

注意事项

①慢跑应选择空气新鲜、道路平坦的场所。

②慢跑时尽量用鼻呼吸，运动量大时可借助口鼻联合呼吸，呼吸频率与步伐协调，两步一呼一吸。

③慢跑中若出现腹痛应减速或停止运动，并做相应的处理。

温馨提示：对于中青年（以及少数老年人）高血脂患者，寻找伙伴进行慢跑运动锻炼，会增加运动的趣味性和积极性，更有益于调脂减肥，保健强身。

高血脂患者怎样进行跳绳运动

跳绳运动只需1条合适的绳子及一块平坦的地面即可，简便易行。跳绳是一种快速跳跃性运动，其运动强度比较大，既可以锻炼速度和耐力，又可锻炼全身的跳跃、平衡、反应、协调能力等，且由于运动较剧烈、消耗体能较多，因此，对高血脂患者（以及伴有肥胖症者）具有较好的降血脂和减肥作用。

对于中老年高血脂（及并发肥胖症）患者来说，采用缓慢的左右脚轮跳的跳绳运动可以代替健身慢跑。且跳绳又不受时间、气候和场地条件的限制，所以是一种极受欢迎的调脂减肥、强身健体运动。

锻炼要点

①先掌握一般的跳绳法，即双手握绳的两端，向前甩绳，双脚同时跳起，让绳从脚下经过，可双脚跳，也可左右脚轮换单跳，每次连跳20次。

②每次连跳后可休息1分钟，再继续下一次连跳。

③制订适合自己的运动计划，并循序渐进。

④每时间段运动可控制在 30 ~ 60 分钟，使心率保持在 100 ~ 120 次 / 分。

注意事项

①选取跳绳的长度，以脚踩绳的中间，其绳两端与肩平齐为宜。

②甩绳跳过绳时，要求绳不能触身，并做到甩绳有弧度，跳绳有弹性。

③锻炼时，以空气新鲜、地面平整的场所为宜。避开雾天，若遇阴雨、冰雪天气，亦可选择合适的室内场所。

④跳绳的速度可视各人的体力情况而定，自行调节。

⑤严重高血脂伴心肺功能不全者，不宜练习跳绳运动。

高血脂患者运动时应注意什么

运动锻炼前应测定基础心率，运动锻炼终止后，要立刻计算心率，以便准确地反映运动时实际达到的心率。

运动开始前应做5~10分钟的预备动作，使脉率缓慢升到适应范围，运动终止前也应有5~10分钟的减速期，使血液从四肢逐渐返回心脏，避免心脏缺血或自主神经不稳定等症状，如头晕、恶心。

高血脂合并冠心病患者的锻炼方案应在医生指导下确定。

体育锻炼应采取循序渐进的方式，不应操之过急，以免超出自己的适应能力，加重心脏负担。

运动降脂长时期坚持是关键。每周至少运动3次，一般要坚持3个月以上。但也不必无休止地持续运动。运动量的大小以不发生主观症状，如心悸、呼吸困难等为原则，这一点十分重要，不能忽视。

如何借助健身器材进行锻炼

随着生活水平的提高，很多家庭拥有了健身器材，有些社区也为方便全民健身安装了健身设施。利用健身器材锻炼已成为人们户内和户外运动的有效补充。对中老年高血脂患者，尤其是兼有身体肥胖者，选用跑步机、健身梯、健腹器、腹部弯腰机等，进行适合于自己需要的强度的锻炼，是十分有益的，不仅有助于降血脂，而且对于减肥也有明显的作用。但是利用健身器材锻炼要循序渐进，从低强度、短时间开始，逐渐增加运动量。老年人锻炼时间以 15 ~ 20 分钟为宜。如果患有高血脂合并有高血压、冠心病等，最好选用兼有心电监护装置的健身器，如功率自行车等，以便于随时监测心率，掌握运动的强度。

一天中哪个时间段最适合运动

高血脂患者可以根据自身情况来决定运动时间，但不宜在餐后立即进行。

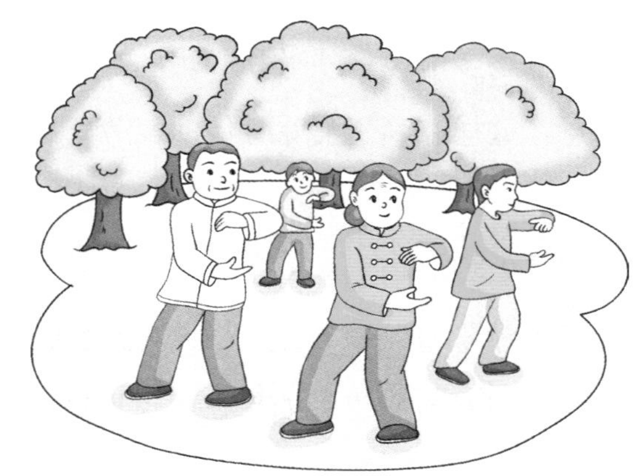

对于高血脂患者来说，体育锻炼

最适宜在上午7—9时、下午4—5时的时间段进行。尤其是上午7—9时，一天之计在于晨，早晨空气新鲜，人们体力旺盛、精神愉悦，通过运动舒活筋骨也利于后面时段的工作生活。

如果合并其他特殊疾病，还应该根据疾病和用药情况进行相应调整，比如糖尿病患者适合在餐后1小时进行运动，以减少低血糖出现的危险。另外，雾霾天气严重时，也要减少户外运动。

运动后要注意什么

（1）运动后不要立刻停止活动，要再做些放松运动，待心脏逐步适应、呼吸和心跳基本恢复正常后再完全停下来休息，这样有利于消除身体的疲劳，缓解身体肌肉和心脏的紧张。

（2）运动后可以适当补充水分，但不宜暴饮。运动后大量饮水会让身体水分、血容量增加过快，加重心脏的负担。所以高血脂患者如果在运动后饮水，应该小口小口地分次饮水，且不能喝太多。

（3）运动后可以适当进食，但不宜暴食。运动后大量进食不利于消化吸收，所以不能在运动后立刻吃很多东西。

（4）运动后要注意适当清洁身体，但不宜马上洗冷水澡。运动后要及时把汗擦干，如果大汗淋漓则需要更换衣服，因为捂着汗既不卫生，又容易感冒。

运动锻炼为什么应长久坚持

轻微而短暂的运动对高血脂以及肥胖患者不能达到治疗的目的。只有达到一定运动量和长期坚持，才能对血中脂质产生有益的作用并减轻肥胖患者的体重。也就是说，高血脂患者运动锻炼并非一朝一夕之事，贵在坚持。只有持之以恒、坚持不懈地进行适宜的运动，才能收到健身的效果，运动锻炼不仅是形体的锻炼，也是意志和毅力的锻炼。

高血脂患者为什么生活要有规律

科学的生活规律、良好的生活习惯是预防和治疗高血脂的重要措施，每个人应该根据自己的实际情况而践行之。生活规律化，定时作息，劳逸结合，保持良好的生活起居习惯，最关键的是要建立一套适合自己身体情况的、有规律的生活制度。

当人们养成规律的生活习惯后往往能做到：学习时注意力集中、工作时精力充沛、进餐时容易消化、睡眠时很快入睡、该醒时自动醒来。神经细胞消耗少，疲劳不容易出现，高血脂难以发生。

相反，如果睡眠无保证、饮食不定时、工作负担过重、生活无一定规律，就会引起身体功能失调，体质下降。所以说生活规律化是降低血脂的重要条件。

高血脂患者为什么要戒烟

对于高血脂患者来说，应绝对戒烟。

烟盒上都有“吸烟有害健康”标志，但并不是所有的人都知道吸烟的害处具体是什么。香烟燃烧时会产生许多对人体有害的物质，如尼古丁、一氧化碳、氰化物、重金属、烯烃类等。这些有害物质刺激吸烟者（包括主动吸烟者和被动吸烟者）的呼吸道、神经系统，降低红细胞运氧的能力，还有加速组织癌变的作用。因此，吸烟会致癌，会影响性功能和生育能力，会诱发和加重呼吸系统疾病和心脑血管疾病等多种疾病。尤其是尼古丁和一氧化碳，会加速动脉粥样硬化的发生和发展。因此高血脂患者应该彻底戒烟，无论是患者自己主动吸烟还是吸二手烟都是有害的。

高血脂如何调整睡眠

中医学认为，“生性喜静”“贪睡少动”是高血脂的重要致病因素之一，贪睡也是发胖的重要信号。

部分高血脂患者及肥胖者，对贪睡十分后怕，甚至强制自己少睡，搞得精神负担很重，而且相当紧张。在这里告诉高血脂和肥胖患者朋友们，你们与健康人一样，同样需要合理睡眠。

那么，一天睡眠时间多少合适呢？正常成年人，每天睡眠时间 7 ~ 8 小时为宜，夜间睡眠 7 ~ 7.5 小时，午间休息或小憩半小时到 1 小时，而且要努力提高睡眠质量。贪睡者如果能以多种文娱生活、体育锻炼充实自己，就完全可以克服额外多睡的不良习惯，从而有助于身体健康。

老年高血脂患者由于机体功能相对衰退，每天睡眠时间宜在 9 小时左右，夜间睡眠在 7.5 ~ 8.5 小时，午间睡眠半小时到 1 小时。但老年人不宜过分静养，超时睡眠（如每天睡眠时间超过 12 小时）不仅无益于疾病的康复，反而有损于身体。

如何提高睡眠质量

（1）睡眠时枕头不宜过高。高血脂者血液流速比正常人慢，睡眠时更慢，如果再睡高枕，那么血液流向头部的速度就会减慢，流量也会减少，这就容易发生缺血性脑卒中。

（2）睡前不宜吃得过饱。饭后胃肠蠕动增强，血液流向胃肠部。因此，流向头部、心脏的血液减少，对高血脂患者来讲，也会增大诱发脑梗死、冠心病的危险。

（3）不宜加盖厚重棉被。将厚重棉被压盖人体后，不仅影响患者的呼吸，而且会使全身血液运行受阻，容易导致脑血流障碍和缺氧，从而使颅压增高，诱发脑卒中。

（4）睡前不宜服用大量催眠药及降压药物。因为这些药物均在不同程度上减慢睡眠时的血液流速，并使血液黏稠度相对增加。高血脂患者原本血液黏稠度就高，血液流速相对较慢，服用大量催眠药及降压药容易诱发脑卒中。

（5）睡前不宜酗酒、抽烟。酗酒后，血浆及尿液中的儿茶酚胺含量会迅速增加，而儿茶酚胺会升高血压，加之高血脂患者易合并动脉粥样硬化和高血压病，使血压升高加速，有可能导致脑卒中和猝死；烟碱（尼古丁）可使血管痉挛收缩、血压升高，使血小板聚集形成栓塞，有可能引起心绞痛，甚至心肌梗死。因此，睡前要忌酗酒、抽烟。

（6）起卧顺应节气变化。睡眠应根据四季特点加以调节。春夏季宜晚睡早起，秋季宜早睡早起，冬季宜早睡晚起。

为什么睡前与早晨要饮些水

（1）清晨的第一杯水：能够稀释黏稠的血液，促进血液循环通畅，降低血脂，还能减少脑血栓和心肌梗死的发病率。

（2）睡前饮一杯水：能够使夜间血液循环更顺畅，对降低血液黏度非常有利。有些老年人担心睡前饮水会引起夜间尿频，此种观念是错误的。因为老年人膀胱萎缩，即使不喝水，也一样会出现夜尿多的现象。医学专家发现：脑梗死患者在天亮快起床前或刚刚起床后的时间容易发生意外。这类患者的发病原因多为血液浓度太高，引起血栓，将血管堵塞。所以患有高血脂的老年人，最好养成在睡前 2 小时饮一杯（250

毫升）温开水的习惯。

老年高血脂患者在沐浴前也要喝一杯水，因为长时间沐浴容易造成体内水分的流失，所以应及时补水。

为什么要控制体重

控制体重是改善血脂、预防心脑血管疾病的有效方法。

肥胖是体内脂肪，尤其是甘油三酯积聚过多而导致的一种状态。通常由于食物摄入过多或机体代谢的改变而导致体内脂肪积聚过多，造成体重过度增长，并引起人体病理生理的改变。

体重指数（BMI）为体重（kg）除以身高（m）数的平方，是评估肥胖程度的指标。

超重及肥胖可影响血糖、血脂代谢及血压，增加糖尿病、高血脂以及高血压的发病率。因此，人体应该保持一个比较理想的体重，即标准体重，以减少未来发生心脑血管疾病的危险。

不同身高的人理想体重是不同的，为了方便比较不同人的体重情况，目前采用了一种标准的计算方法，计算出体重指数，用体重指数是否超标来衡量是否存在超重及肥胖的情况。

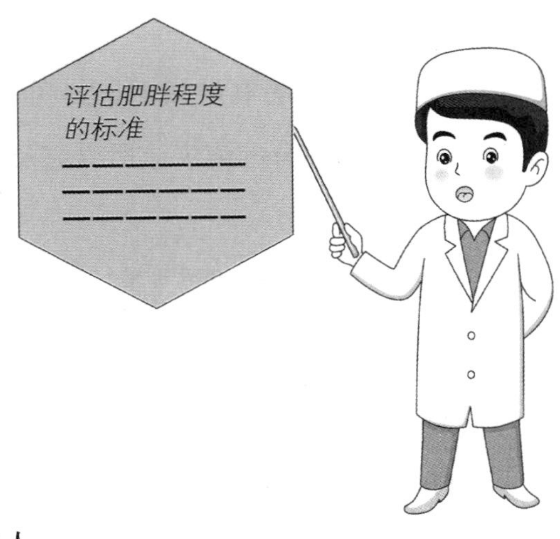

体重指数是通过计算人体身高与体重之间的比值大小来判断是否发生肥胖的一种方法。BMI 适用于体格发育基本稳定以后（18 岁以上）的成年人。

体重指数（BMI）的计算公式是：体重指数（BMI）= 患者体重（千克）/ 身高（米）^{2}。

判断体重情况的体重指数范围

体重分类	体重指数（千克 / 米^2）
低体重	< 18.5
正　常	18.5 ~ 23.9
超　重	24.0 ~ 27.9
肥　胖	≥ 28

例如：患者体重为 85 千克，身高 1.70 米，他的体重指数是：85/（1.7 × 1.7）≈ 29.4。他的体重属于肥胖的范围。

在世界范围内肥胖发病率逐年增加，世界卫生组织

（WHO）已将其定位为一种重要的疾病，它已成为世界范围内重要的公共卫生问题。

国内调查显示，2021 年我国成年人超重和肥胖发生率分别为 22.8% 和 7.1%，超重和肥胖已经影响到 2.7 亿人口，这在大中城市尤其明显。

肥胖者比普通人更容易表现为高胆固醇血症，高甘油三酯血症，低密度脂蛋白、极低密度脂蛋白异常增高以及高密度脂蛋白的降低。

肥胖者容易患有高血脂的原因有：①进食脂肪过多；②体内脂肪存贮过多；③血脂的清除能力下降。

高血脂患者减肥应采用哪些方法

肥胖和高血脂几乎是同义语，肥胖大多伴有高血脂。肥胖伴有高血脂患者应强调运动疗法和饮食疗法相结合的综合措施减肥。

运动疗法提倡采用动力型、大肌肉群参与的有氧运动，如走路、跑步、游泳、骑自行车、跳健身操等。运动疗法要

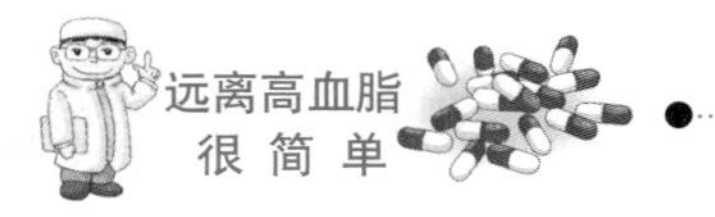

长期坚持才能达到减肥目的。

饮食疗法关键是“量出而入”，不要进食过量。简单的方法是根据标准体重和活动强度求出每日应摄取的能量（此可在医生指导下算出）。具体方法是饮食不要过量（8分饱即可），并且进食不易使人发胖的食物，避免摄食动物性脂肪，如肥肉、黄油、生奶油等，避免偏食，控制甜食，戒酒或限酒等。

实践证明，在限制膳食热能、注意膳食均衡的同时，采用运动、饮食措施综合减肥方法效果最佳。

高血脂患者为什么要注意气候变化

人的血脂水平在不同季节里有着显著的变化。血清胆固醇水平以秋季最高，夏季最低，秋、夏两季间差别非常显著；而血清甘油三酯水平春季最高，秋季最低，春、秋两季间差别也非常显著。因此，高血脂患者的生活起居必须考虑季节因素的影响。春季血清甘油三酯水平偏高，所以春季要减少动物性脂肪的摄入，同时要控制总的能量摄入。夏季可适当增加蛋黄和动物肉类食品，保证体内所需胆固醇的供应。秋季要减少蛋黄、动物内脏等高胆固醇食品的摄入，可适当增加动物和植物油的摄入，防止血浆胆固醇的增高和甘油三酯的减少。冬季则要保障热量供应。

高血脂患者如何沐浴

海水浴

海水中的主要成分为氯离子和钠离子，浴后温暖感很强，并能刺激皮肤，使皮肤血管扩张，增进体表血液循环，加速汗腺和皮脂腺的分泌，增加胃肠蠕动，对肥胖症等有疗效。海水浴能通过调节能量代谢而消耗机体热量，达到消脂减肥的目的，适宜体质较好者。开始时进行海水浴的时间宜短，以后逐渐增加，但每次一般不宜超过 1 小时，每日可进行 1 ～ 2 次，20 ～ 30 次为 1 个疗程。

热水浴

水温高于 42℃，有较好的消脂减肥作用。但是热水浴往往可致机体过热，体温上升，血压升高，排汗增多，呼吸加快而增加心血管负担，所以应严格注意禁忌证。热水浴不但可以消除疲劳，也具有良好的减肥作用。沐浴者先在42～43℃的热水浴池中洗澡，当体温逐渐上升到38℃左右时，便开始出汗。出汗可以把大量水分排出体外，同时消耗大量的热量。出汗后就走出浴池，汗干以后，再进热水浴池中去洗。一般认为，池浴浸泡要比沐浴消耗体内的能量大，消脂减肥效果好。

温泉浴

温泉是由地下涌出的，水温在34℃左右的矿泉水。它的机械浮力和静水压力，可对人体起到按摩、收敛、消肿、止痛的作用；它的温度可使毛细血管扩张，促使人体的血液循环；它所含的锗、硅、铂、锰、锌、碘、硒以及碳酸盐、硫酸盐、硫、铅、铁、氟、硼等无机物，对防病治病均有一定效果。不同的温泉有不同的治疗作用，所以人们对温泉水一般按其所含化学成分和水温高低分类。

使用温泉浴者应像平常去浴池洗澡时要注意的那样，不宜在过饱、过饿时入浴。浴疗中如果感到头晕眼花、心悸不适时应及时出浴，老年人和久病虚弱者更要预防虚脱晕倒等现象的发生。高血脂患者可多选用氡泉和氯化钠泉。进行氡泉浴时，水温以34～37℃为宜。

温泉浴一般每日 1 次，每次 10 ~ 20 分钟，15 ~ 20 次为 1 个疗程。为了使氢与皮肤更多地接触，可使水不断流动，要求患者用手轻微划动池水，划水活动不宜剧烈，以免氢气逸散。

高血脂患者为什么要防止血液黏稠度增高

血液黏稠度是反映血液流动性的一个指标，虽不等同于高血脂，但高血脂可使血液黏稠度增高也是不争的事实。理论上，血液黏稠度高的人，容易得血栓性疾病。但这些指标在实际应用中是否真的能够预测血栓还需要深入的研究。而且这个指标不是很稳定，大量饮水、严重脱水、严重缺氧、骨髓性疾病或服用某些药物，都会使这项指标发生变化。

高血脂可使血液黏稠度增高，这个时候血管中的血流速度变慢，因此就会导致出现脑部供血不足的现象，这就是老年人经常会感觉到容易疲倦、头晕、乏力、心慌气短的原因了。高血脂引起的脑动脉硬化也是导致老年人经常出现气短以及失眠、耳鸣、情绪不稳、健忘、四肢发麻等症状的原因之一。一旦患有脑动脉硬化，就会导致脑血管内径变小，这个时候脑内血流下降就很容易产生脑供血、供氧不足的情况，不但会引起头晕的现象，同时还会出现气短的情况。

心肌缺血、脑缺血、脑血管堵塞、心肌梗死等疾病与血液黏稠度增高有关，这一类疾病最容易在夏季发生，特别是7—8 月是该病的高发季节。当人的血液黏稠度增高时，血液流动缓慢，机体组织获得的氧气和营养物质相对减少；当血液黏稠度增高到一定程度时，血液会出现凝集块，造成血管栓塞，从而引发缺血性心脑血管疾病。

高血脂合并高血压时怎样进行生活调理

（1）要加强生活和饮食管理，控制热量摄入，适当增加活动量。进食热量过多，多余的热量就以脂肪的形式储存在体内，使血脂和血压升高，所以，应以限制脂肪为主，每天食用主食 200 ~ 250 克，不吃甜食，可适当吃鱼、豆制品、禽类、蔬菜等，但每餐不可过多，不可暴食，晚餐要少吃。

适度运动能有效地增加内源性致热原，增加身体热度，加速体内脂肪、糖和蛋白质的分解，有利于冲刷血管壁上的沉积物，又可使血脂分解加速，从而防止高血压、高血脂，延缓各脏器的衰老，所以应坚持锻炼，但老年人应以散步、慢跑、打太极拳为主，不宜剧烈运动。

（2）吃盐应适量。对食盐敏感性高血压患者来说，减盐非常重要，一般每日食盐量掌握在 5 克以下。

（3）吸烟、饮酒对高血压和高血脂均属诱发因素，患者应断然戒烟，酒以不喝为好。

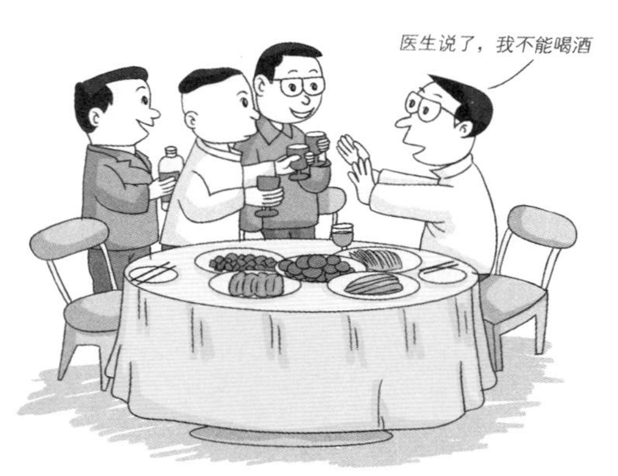

（4）在使用降压药时，要考虑对脂质代谢的影响。临床研究表明，有的降压药物对脂质代谢可产生不良影响，从而成为动脉粥样硬化的促进剂，如利尿降压药、β 受体阻滞药均有这种作用。血管紧张素转化酶抑制药、钙离子拮抗药对脂质代谢也有影响。对高血压和高血脂并存的患者来说，最好的药物是哌唑嗪、乌拉地尔等 α1 受体阻滞药，它们既可降血压，又有利于脂质代谢。

（5）经降压治疗后，若高血脂未见好转，同时存在冠心病危险因素时，应配伍应用抗高血脂的药物。

第四章

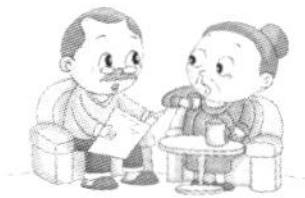

中医 治疗高血脂

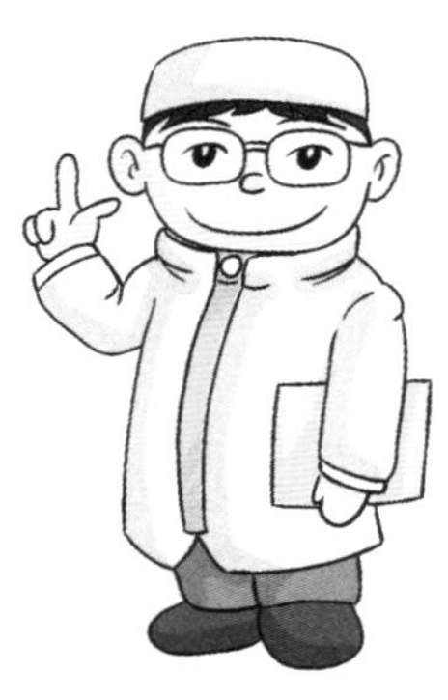

中医如何看待高血脂

中医认为，高血脂患者的病因与饮食和禀赋有关，患者以肥胖者居多，临床多出现头晕乏力、胸闷痰多等症状，其病机多为虚实夹杂，常是以肝、脾、肾功能失调为本，痰湿、血瘀裹挟为标。其中，痰湿是高血脂发病的关键，而脾胃的运化功能失常是核心病机。

在临床治疗上，中医首先强调以预防为主，饮食有节，用药、治疗上则着眼于健运脾胃以治其本，化痰、利湿、活血等以治其标，有药物、饮食、运动、按摩、针灸、拔罐等多种特色疗法。

常用的降脂中药有哪些

对顽固而严重的高血脂，目前还没有合乎生理要求的降脂药物。多数降脂药仅有短时疗效，长期服用易出现如肝、肾功能损害等不良反应。近年来，给予中药联合治疗，或辅助预防高血脂被越来越多的医患接受，这里给大家介绍几味具有降脂作用的中药。

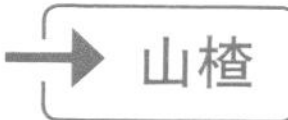

山楂

药用部分为干燥成熟果实，味酸甘，性微温。山楂果实含山楂酸、苹果酸、枸橼酸、咖啡酸、内脂、脂肪、金丝桃苷、解脂酶、鞣质、蛋白质、槲皮素、核黄素、胡萝卜素、糖类及维生素类等多种成分。药理研究发现，家兔连服山楂制剂 3 周后，血清胆固醇显著下降。山楂与菊花、丹参、元胡、银花、红花、麦芽等配伍，可用于治疗高血脂、高血压、冠心病所致的胸闷隐痛。

泽泻

药用部分为干燥块茎，味甘咸性寒，归肾经、膀胱经。主要成分为挥发油，内含糠醛，其乙醇提取液含生物碱、植物甾醇、天门冬素，其水及苯提取物有抗脂肪肝成分。泽泻有降低实验性高血脂动物（家兔、大鼠）的血清胆固醇、甘油三酯和低密度脂蛋白的作用。泽泻与茯苓、猪苓、白术、陈皮等配伍，可用于治疗高血脂、高血压、冠心病所致的痰湿水肿。

决明子

药用部分为干燥成熟的种子，味甘苦性微寒，归肝、胆、肾三经，具清热、明目、润肠之功效。决明子含蒽甙类物质，分解后产生大黄素、大黄素甲醚、大黄酸、大黄酚及葡萄糖等。实验证明，决明子具有降血压、降血脂、抗菌等作用。对治疗高血脂有一定疗效。决明子与山楂、薏仁、荷叶、橘皮等配伍，可醒脾化湿，降脂减肥，适用于高血脂和单纯性肥胖症。

何首乌

药用部分为干燥块根，味苦、甘、涩，性温，归肝、肾二经。何首乌含丰富的卵磷脂、淀粉等，有助于脂肪运转。何首乌还含有蒽酯衍生物，主要为大黄酚及大黄泻素，其次为大黄酸、大黄素甲醚等，能使肠蠕动增强和抑制胆固醇吸收。

何首乌还能阻止胆固醇在肝内沉积、在血清中滞留或渗透到动脉内膜中，以减缓动脉粥样硬化形成。血脂下降可能与何首乌有效成分与胆固醇结合有关。何首乌配银杏叶、钩藤等治疗与高血脂相关的心脑血管及内分泌系统疾病，能改善症状。

需要特别注意的是，何首乌一定要科学炮制后才能使用，否则可能引起不良反应。

如何自制药茶降血脂

许多中药如决明子、荷叶、泽泻、山楂、灵芝等都具有调脂降脂、降低血液黏度的作用。日常生活中，患者可根据个人的体质与表现，合理搭配，用药茶的形式，来降血脂、促健康。下面介绍几种简便的小药方，可平时冲泡或煎煮后，代茶饮用。

荷叶山楂茶

荷叶 6 克，生山楂 15 克，用沸水冲泡后代茶饮，每日 1 剂。适用于脾虚湿热偏盛者，常见饮食不香，食后饱胀，头晕困乏者。因为荷叶性偏凉，所以此茶适合体质偏热、易上火者，对于大便稀溏者不适用。

泽泻茶

泽泻15克，绿茶6克，用沸水冲泡后代茶饮，每日1剂。

适用于湿热内蕴者，常见体胖、面红、易发痤疮、大便黏滞臭秽者。此茶不仅能降血脂，对降血压亦有一定的帮助。

决明子菊花茶

杭白菊 3 克，决明子 15 克，用沸水冲泡后代茶饮，每日 1 剂。适用于肝火偏旺者，常见目赤、咽痛、心烦易怒、大便秘结者。若大便秘结明显，可用生决明子，降脂效果亦佳。

陈葫芦茶树根茶

陈葫芦15克，茶树根15克，煎煮后代茶饮，每日1剂。适用于痰湿内盛者，常见体胖、痰多，身体重困，舌苔厚腻者。

灵芝首乌茶

灵芝 15 克，制首乌 15 克，煎煮后代茶饮，每日 1 剂。适用于体虚失眠者，常见神疲乏力、夜寐欠佳、失眠多梦、心烦、头发早白者。

绞股蓝茶

绞股蓝 5 克，乌龙茶 5 克，用沸水冲泡后代茶饮，每日 1 剂。适用于内热较盛者，常见咽痛、咳嗽、易生疖肿、喜饮酒、口气较重者。因绞股蓝偏凉，有腹泻者可适当减量。

以上几种常见药茶小方，大家可根据自身情况选择饮用。只能因人而异，对症下药，不可一概而论，如果把握不准自己的体质特点，可以在医生的指导下选择适合自身的茶饮方。

中医如何辨证治疗高血脂

脾虚痰积型

证见体胖虚松，倦怠乏力，胸脘痞满，头晕目眩，肢重或肿，纳差，或伴便溏。舌胖，苔白厚，脉濡。

治宜益气健脾，除湿化痰。方用参苓白术散合二陈汤加减：党参 15 克，黄芪 15 克，茯苓 12 克，白术 12 克，白扁豆 12 克，山药 12 克，半夏 10 克，陈皮 6 克，薏苡仁 15 克，生山楂 15 克，荷叶 9 克，泽泻 15 克。

若口腻口苦，苔转黄腻者，加茵陈 15 克，蒲公英 15 克，以清热化湿；肢体浮肿者，加猪苓 15 克，桂枝 9 克，以温运水湿，消除浮肿。

胃热腑实型

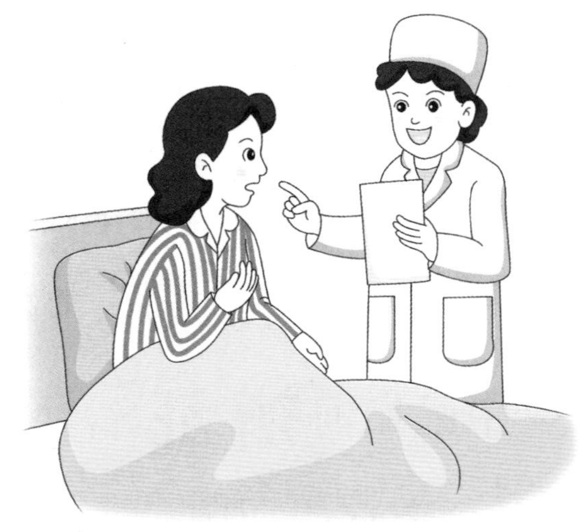

证见形体肥硕，烦热纳亢，口渴便秘。舌苔黄腻或薄黄，脉滑或滑数。

治宜清胃泻热，通腑导滞。方用三黄泻心汤加味：黄连 3 克，黄芩 9 克，大黄 6 克（后下），槟榔 9 克，决明子 15 克，莱菔子 15 克。

热盛伤津、烦热口渴者，加生地黄 15 克，玄参 12 克，麦冬 12 克，以养阴生津。

痰瘀滞留型

证见眼睑处或有黄色瘤，胸闷时痛，头晕胀痛，肢麻或偏瘫。舌黯或有瘀斑，苔白腻或浊腻，脉沉滑。

治宜活血祛瘀，化痰降脂。方用通瘀煎加减：当归 9 克，红花 9 克，桃仁 9 克，山楂 15 克，丹参 15 克，泽泻 15 克，泽兰 15 克，蒲黄 20 克（包煎），三棱 12 克，莪术 12 克，海藻 15 克，昆布 15 克。

合并有冠心病且胸闷时痛者，加延胡索 9 克，郁金 9 克，以加强理气活血化瘀；头晕胀痛、血压偏高者，加天麻 9 克，钩藤 15 克（后下），石决明 30 克（先下），以平肝息风；脑卒中后遗症者加黄芪 30 克，川芎 12 克，赤芍 12 克，地龙 9 克，以益气活血通络；脂肪肝者，加片姜黄 9 克，茵陈 15 克，虎杖 15 克，以清肝活血理气。

肝肾阴虚型

证见体瘦而血脂高，头晕眼花，健忘，腰膝酸软，失眠，或五心烦热。舌红，苔薄或少，脉细或细数。

治宜滋补肝肾，养阴降脂。方用二至丸合六味地黄丸加减：女贞子 15 克，墨旱莲 15 克，生地黄 15 克，山茱萸 10 克，茯苓 12 克，泽泻 15 克，泽兰 15 克，山楂 15 克，桑寄生 15 克，黄精 15 克，枸杞子 15 克，何首乌 15 克。

头晕眼花者，加菊花 9 克，石斛 15 克，以清肝明目；腰脊酸甚者，加杜仲 9 克，续断 9 克，以益肾壮腰；夜晚失眠者，加知母 9 克，茯神 15 克，酸枣仁 12 克，五味子 6 克，以清热滋肾，养肝宁心；五心烦热者，加牡丹皮 12 克，地骨皮 12 克，黄柏 9 克，以滋阴凉血清热。

常用的降血脂的中药名方有哪些

降脂饮

黄芪 30 克，水蛭 8 克，柴胡 15 克，山楂 12 克，川芎 9 克。水煎取药汁。每日 1 剂，分 2 次服。具有益气活血、化瘀消痰的功效。适用于高血脂。

化浊降脂汤

苍术 10 克，法半夏 10 克，泽泻 10 克，胆南星 5 克，何首乌 20 克，桑葚 15 克，沙蒺藜 10 克，蒲黄 6 克（冲），决明子 15 克，茵陈 10 克，山楂 10 克，荷叶 15 克（鲜荷叶可用 40 克），虎杖 10 克，三七 6 克（研粉冲服）。水煎取药汁。每日 1 剂，分 2 次服。具有化浊通瘀、益肾健脾的功效。适用于高血脂。

参芪降脂汤

生黄芪 30 克，白术 12 克，熟地黄 30 克，泽泻 30 克，怀山药30克，荷叶30克，何首乌30克，党参15克，山茱萸15克，茯苓20克，生山楂20克，水蛭粉3克（研末吞服）。水煎取药汁。每日1剂，分2次服。具有健脾固肾、祛湿化瘀的功效。适用于高血脂。

益心汤加味方

决明子20克，丹参30克，山楂15克，何首乌20克，泽泻15克，姜黄20克，赤芍15克。水煎取药汁。每日1剂，分2次服。28日为1个疗程。具有活血通瘀、清浊降脂的功效。适用于冠心病伴高血脂。

补肾通络方

制何首乌20克，广地龙20克，土鳖虫12克，当归12克，赤芍12克，柴胡12克，枳壳12克，白芥子15克，生地黄15克，川芎10克。水煎取药汁。每日1剂，分2次服。具有补肾填精、活血通络、涤痰调气的功效。适用于高血脂。

活血降脂汤

赤芍10克，生山楂20克，丹参20克，决明子20克，何首乌20克，泽泻20克，水蛭10克，熟大黄10克，莱菔子10克，法半夏10克，橘红10克。水煎取药汁。每日1剂，分2次服。具有祛瘀消导、化浊降脂、益肾平肝的功效。适用于高血脂。

消痰化浊降脂汤

钩藤10克，生山楂30克，瓜蒌15克，泽泻12克，当归15克，赤小豆20克，党参10克，茯苓12克，决明子12克，柴胡10克，郁金10克，丹参12克，何首乌20克。水煎取药汁。每日1剂，分2次服。具有化痰祛浊、活血降脂的功效。适用于高血脂。

降脂饮

郁金15克，丹参25克，川芎15克，茵陈15克，决明子25克，泽泻15克，山楂20克，木香15克，何首乌20克，麦芽15克。水煎取药汁。每日1剂，分2次服。具有活血化瘀、清热祛湿、化痰降浊的功效。适用于糖尿病伴高血脂。

益寿饮

枸杞子10克，女贞子10克，菟丝子10克，车前子10克，丹参20克，山楂15克，五味子12克。水煎取药汁。每日1剂，分2次服。具有补肾益精、温阳化瘀的功效。适用于高血脂，可防治动脉粥样硬化。

治疗高血脂的常用中成药有哪些

脂可清胶囊

由葶苈子、山楂、茵陈蒿、大黄、泽泻、黄芩等药物组成。具有宣通导滞、通络散结、消痰渗湿的功效。证见血脂增高，胸闷头晕，四肢沉重，神疲倦怠，舌苔腻，脉滑弦。胶囊剂，每粒0.3克，口服每次2～3粒，每日3次，30天为1个疗程。体弱及孕妇忌用。

绞股蓝总苷片

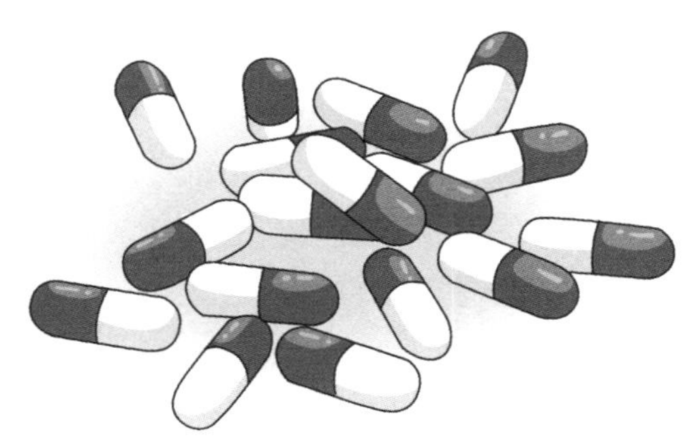

内含绞股蓝总苷。具有养心健脾、益气和血、除痰化瘀、降低血脂的功效。常用于高血脂，证见有头晕肢麻，胸闷气短，健忘耳鸣，盗汗乏力，舌淡暗苔白。片剂，每片含绞股蓝总苷 20 毫克，口服每次 2 ~ 3 片，每日 3 次。服药时个别患者有胃部不适，继续服药可自行消失。

复方丹参滴丸

含有丹参、三七、冰片。具有活血化瘀、理气止痛的功效。证见心胸绞痛、刺痛，胸闷，血脂增高，舌质紫黯或有瘀斑，脉涩。适用于冠心病、心绞痛伴血脂异常者。滴丸剂，每粒 25 毫克，每次口服 8 ~ 10 粒，每日 3 次，30 天为 1 个疗程。孕妇慎用。

山楂降脂片

含有决明子、山楂、荷叶。具有清热活血、降浊通便的功效。证见血脂增高，头晕目眩，胸闷脘痞，大便干结，口苦口干，舌质红，苔腻，脉弦滑。片剂，口服每次 8 片，每日 3 次。脾虚便溏者不宜用。

降脂灵胶囊

含有普洱叶、茺蔚子、槐花、葛根、杜仲、黄精等。具有消食积、降血脂、通血脉、益气血等功效。

证见血脂增高，纳呆食少，头晕肢麻，体倦乏力，腰膝酸软，舌暗苔腻。胶囊，每粒 0.3 克，口服每次 5 粒，每日 3 次。服药时忌油腻厚味食物。

山海丹胶囊

含药物三七、人参、红花、山羊血粉、决明子、佛手等。具有活血通络的功效。适用于胸绞痛闷痛、心悸乏力、舌质淡紫黯、脉弦细的高血脂患者。

脂降宁片

由山楂、何首乌、丹参、瓜蒌、维生素 C 等药物组成。具有行气散瘀、活血通经、益精血、降血脂的功效。证见血脂增高，头晕耳鸣，胸闷胸痛，失眠健忘，头痛，肢体麻木，舌暗红，苔腻，脉弦滑。片剂，口服每次 3 ~ 4 片，每日 3 次。脾虚便溏者慎用。

决明降脂片

内有决明子、茵陈、何首乌、桑寄生、维生素 C、烟酸等药物。具有降低血脂的功效。适用于血脂增高、头晕胁痛、纳差神疲、口干便秘。片剂，口服每次 4 ~ 6 片，每日 3 次。肝胆湿热壅盛者忌服。

降脂灵片

由何首乌、枸杞子、黄精、山楂、决明子组成。具有补益肝肾、养血明目、降低血脂的功效。证见血脂升高、头晕目眩、视物昏花、目涩耳鸣、须发早白、腰腿酸软、舌红苔少、脉沉细。片剂，口服每次 5 片，每日 3 次。服药时忌油腻辛辣食物。

何首乌为什么能调脂

何首乌为蓼科多年生草本植物何首乌的块根。饮片为不规则圆形片，厚 3 ~ 4 毫米，表面呈淡红棕色或黄棕色，中心呈黄白色，外侧皮部散列云锦状花纹。质坚实，粉性。味稍苦涩。饮片中还可见制何首乌，即用黑豆汁煮何首乌，其为棕褐色厚片，有光泽。

何首乌性微温，味甘、苦、涩，具有补肝肾、益精血、涩精止遗、润肠通便等功效，适用于精血亏虚、遗精、头晕眼花、腰膝脚软、神经衰弱、高血压、高血脂、动脉粥样硬化、冠心病、贫血、习惯性便秘、肠神经官能症、慢性肝炎、颈淋巴结结核等。每日用量 10 ~ 30 克。现代研究表明，何首乌对血脂和动脉粥样硬化等均具有特殊作用。何首乌含有的二苯烯化合物也能显著降低大鼠血清中总胆固醇水平。以不同浓度的何首乌体外培养肝细胞方法、结合显微放射自显影研究，何首乌作用于肝细胞后对肝细胞内胆固醇转化、排泄的影响非常明显。研究表明，3 个浓度组中以 0.33 毫克 / 毫升效果最佳。何首乌浓度成倍增加，其肝细胞内转化胆固醇或胆汁及排泄作用反而减弱，呈负比例。值得一提的是，何首乌所含丰富的植物卵磷脂为纯天然营养素，它能阻止胆固醇在肝内沉积，阻止类脂质在血清滞留或渗透到动脉内膜，从而可减轻动脉粥样硬化。研究人员认为，何首乌卵磷脂的作用机制可能与其在体内转移为有较强抑制血小板聚集活性的溶血卵磷脂和多价不饱和脂肪酸的卵磷脂，增强血管壁胆固醇酯酶活力及抑制使胆固醇脂化的乙酰辅酶 A 胆固醇酰基转移酶活力有关。何首乌卵磷脂进入血液，可除掉附着在血管壁上的胆固醇，从而降低血脂和减少动脉粥样硬化，起到治疗高血脂、冠心病、高血压等病症的作用。

大便溏泄及湿痰较重者不宜服用。

常用的降脂药膳有哪些

泽泻粥

原料：泽泻粉 10 克，粳米 100 克。

制法：先将粳米淘洗干净，入锅，加入 1000 毫升水，然后用武火烧，烧开后转用小火熬煮成稀粥，待粥煮熟后调入泽泻粉，再稍煮 3 ～ 5 分钟即可。

用法：每天服用 2 次，并且要趁热服用，3 天为 1 个疗程。本粥不适合长久服用，但是可以间断服用。

功效：具有健脾利湿、利水消肿的功效。适用于高血脂患者。

木耳粥

原料：黑木耳 50 克，粳米 100 克，冰糖 20 克。

制法：先将黑木耳切碎浸泡半日，然后取粳米、冰糖一同熬成粥。

用法：每天分早晚 2 次服用，并且要趁热服用。

功效：具有益肾补元、养阴和血的功效。适用于高血脂、动脉粥样硬化患者。

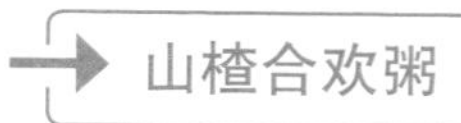

山楂合欢粥

原料：生山楂 15 克，合欢花 30 克，粳米 60 克，白糖适量。

制法：先将山楂、合欢花一同煎煮，留汁去渣，然后放入淘洗过的粳米煮粥，粥熟加糖，再稍煮片刻即可。

用法：每天分早晚 2 次服用，并且要趁热服用。

功效：具有理气解郁、活血化瘀的功效。适用于气滞血瘀的高血脂患者。

决明子粥

原料：决明子 20 克，粳米 100 克。

制法：先将决明子淘洗干净，炒至微有香气，放入砂锅中，加水 200 毫升，煎至 100 毫升，去渣留汁，然后加入淘洗干净的粳米，再加水 400 毫升，用旺火烧开后转用小火，熬煮成稀粥。

用法：每天服用一剂粥即可，但是要分数次食用。

功效：具有清肝明目、利水通便的效果。适用于高血脂、习惯性便秘等患者，大便溏泄或血虚眩晕的患者不可多服。

治疗高血脂并发高血压常用的药膳有哪些

金银花粥

原料：金银花 30 克，粳米 50 克，白糖适量。

制法：先将粳米洗净，放入锅中，加适量清水，小火煮至将熟时，再加入金银花，煮两三沸后，加入白糖，即可服用。

用法：温热食用。

功效：具有清热解毒、降脂降压、聪耳明目的功效。适用于高血脂、高血压等患者。

柿叶山楂粥

原料：柿叶 10 克，粳米 100 克，山楂 12 克。

制法：先将柿叶、山楂加水煎取药汁，加入淘净的粳米下锅，再加适量水煮熬成粥。

用法：每天 1 次，趁温热服用。

功效：具有降压降脂、减肥消食的效果。适用于高血脂、高血压等患者。

车前子粥

原料：车前子 10 ～ 15 克，粳米 50 克。

制法：先将车前子用布包好，放入砂锅中，加水 200 毫升，煎至 100 毫升，然后去药袋，加入淘洗干净的粳米，再加水 400 毫升，一同煮为稀粥。

用法：每天服用 2 次，早晚各 1 次，并且要趁温热服用。

功效：具有利水消肿、祛痰止咳、养肝明目的效果。适用于高血压、高血脂、老年性慢性支气管炎等患者，但肾虚滑精的患者不宜服用。

海米拌芹菜

原料：芹菜 50 克，清汤、熟海米、盐、酱油、姜丝、花椒、鸡精、植物油各适量。

制法：先将芹菜去梗，洗净切段，用开水焯烫，捞出后放凉，然后撒上姜丝。在适量清汤中加入鸡精、盐、植物油、酱油、花椒少许，搅匀后浇在芹菜上，最后撒入熟海米即可食用。

功效：可用于高血脂、高血压的辅助食疗，有助于保护心血管系统。

芹菜香菇丝

原料：嫩芹菜250克，水发香菇100克，葱花、生姜末、精盐、黄酒、胡椒粉、味精、鲜汤、植物油、湿淀粉、鸡油适量。

制法：先将芹菜洗净，切成段，用沸水焯后放凉待用。再把香菇去蒂切细丝。炒锅上火，放植物油烧至三成热时放入芹菜和香菇丝滑油盛出。然后锅底留油，将葱花、生姜末炒香，倒入芹菜和香菇丝，加精盐、黄酒、胡椒粉、味精、鲜汤炒匀，最后下湿淀粉勾芡，淋入鸡油起锅装盘即成。

功效：具有平肝清热、扶风利湿、降压降脂的功效。适于高血脂、高血压患者食用。

海带烧肉丁

原料：水发海带250克，猪里脊肉50克，葱花、盐、酱油、鸡精、植物油各适量。

制法：先将海带洗净、切丝；猪里脊肉洗净，切成肉丁。再将炒锅置于火上，倒入适量植物油，待油温烧至七成热，放入葱花炒香，加肉丁炒至熟。然后将海带丝倒入锅中翻炒均匀，最后加入适量酱油和清水至海带软烂，用盐和鸡精调味即可食用。

功效：减少脂肪在体内的积存，还可促进人体对钙的吸收，起到减脂、降压的作用。

芦笋蒸豆腐皮卷

原料：豆腐 750 克，鲜芦笋 5 根，豆腐皮 1 张，黑木耳 32 克，水发香菇 40 克，盐、味精、酱油、植物油、湿淀粉适量。

制法：先将豆腐皮洗净下油锅略炸，切成 6 厘米宽的长条。再把豆腐切条。鲜芦笋用盐、植物油调汤烧开焯熟。香菇切成丁，黑木耳撕成小朵，用盐、味精煨 15 分钟。然后用豆腐皮卷上豆腐、香菇、黑木耳，排成两排，放上鲜芦笋蒸熟。最后用酱油、湿淀粉、盐、味精调成金黄色芡汁，淋上即可食用。

功效：具有降压降脂的功效。适于高血脂、高血压患者食用。

海带冬瓜汤

材料：水发海带 100 克，冬瓜 200 克。香菜末、香油、盐、味精各适量。

制法：先将海带洗净，切成菱形片；冬瓜去皮除子，洗净切块备用。然后将锅置于火上，倒入适量清水，待水烧开后，放入切好的海带和冬瓜，用大火烧沸后，转小火煮至熟透。最后用盐和味精调味，撒入香菜末，淋上香油即可。

功效：冬瓜属于高钾、低钠食物，且富含维生素 C ，与海带搭配食用具有利尿消肿、降脂降压的作用。

素烩三菇

原料：冬菇、蘑菇、草菇各 25 克，嫩玉米、笋片各 50 克，鲜汤适量，湿淀粉、盐、味精各少许。

制法：先将冬菇、蘑菇、草菇入清水泡发，洗净，入油锅煸炒，然后加入鲜汤、嫩玉米、笋片同煮，待熟后再加入湿淀粉、盐、味精翻炒片刻即可。

功效：具有降脂降压、防癌的功效。适于高血脂、高血压患者食用。

竹笋莲子

原料：干竹笋 25 克，鲜莲子 50 克，植物油适量。

制法：先将竹笋水发后斜切成丝，鲜莲子剥去皮衣备用。

再起油锅煸炒竹笋丝和鲜莲子至熟。

功效：具有健脾清心、降脂降压的功效。适于高血脂、高血压患者食用。

治疗高血脂并发冠心病的药膳有哪些

菊花粥

原料：菊花10～15克，粳米100克。

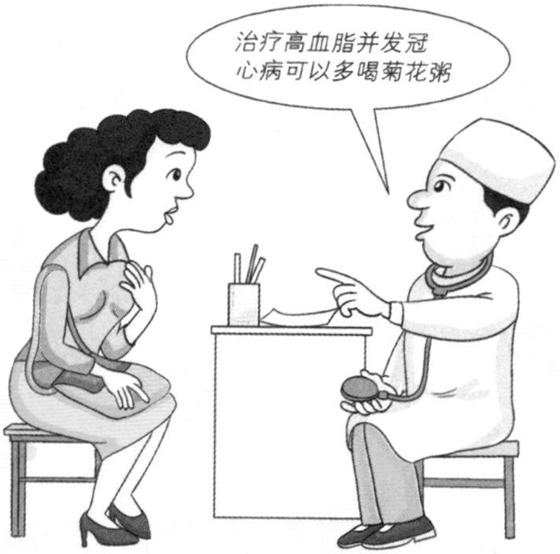

制法：先将菊花磨粉备用，待粳米煮粥将成时加入菊花粉，煮熟即成。

用法：适量即可，没有太多要求。

功效：具有散风热、清肝火、降血压的功效。适用于治疗高血压、高血脂、冠心病等患者。

何首乌粥

原料：何首乌 30 克，粳米 100 克，大枣 3 ~ 5 枚，红糖或冰糖适量。

制法：首先将何首乌煎取浓汁，去渣，然后加入粳米和大枣，同入砂锅煮粥。将熟时，加入少许红糖或冰糖调味，再煮一两沸即可食用。

用法：每日 1 ~ 2 次，以 10 天为 1 个疗程，可间隔 5 天再服。

功效：具有补肝、益肾、养血、调脂的功效。可以防治高血脂、血管粥样硬化等心脑血管疾病，还能够延缓衰老。

海藻类粥

原料：海带 25 克，海藻 20 克，紫菜 20 克，粳米 100 克，精盐适量。

制法：先将海带、海藻、紫菜分别洗净，海带切成丝，一同放入锅中煎煮。然后取汁同粳米共煮成粥，最后加入精盐调味即可。

用法：适量服用。

功效：能够软坚散结。适用于高血压、动脉粥样硬化等患者。

丹参山楂粥

原料：丹参 15 ~ 30 克，山楂 30 ~ 40 克，粳米 100 克，白糖适量。

制法：先将丹参、山楂放入锅内煎取浓汁，去渣，然后加入粳米煮熟，加白糖调味即可。

用法：可以当点心服食，但是不要空腹食用。

功效：具有健脾消积、活血散瘀的功效。适用于冠心病、高血压、高血脂患者。

益母草汁粥

原料：益母草汁 10 克，藕汁 40 克，生姜汁 2 克，生地黄汁 40 克，蜂蜜 10 克，粳米 100 克。

制法：先将粳米淘洗干净，放入锅中，然后加适量的水煮成粥，待米熟时，加入益母草汁、藕汁、生姜汁、生地黄汁及蜂蜜，煮沸即可。

用法：温热服用，适量即可。

功效：具有养血、滋阴、活血的功效。适用于冠心病、高血脂、高血压、月经不调等患者。

黑木耳白菜

原料：水发黑木耳 100 克，大白菜 250 克，葱花、盐、酱油、湿淀粉、花椒粉、鸡精、植物油各适量。

制法：先将水发黑木耳、白菜去杂洗净，切成小片。再将炒锅置火上，倒入适量植物油，待油温烧至七成热，加入花椒粉、葱花炒出香味，放入白菜煸炒。然后等到白菜叶油润明亮时，放入黑木耳，最后加入酱油、盐、鸡精继续煸炒至熟，用湿淀粉勾芡即可。

功效：能够降低体内胆固醇。适合高血脂、冠心病患者食用。

荷叶米砂肉

原料：新鲜荷叶 5 张，猪瘦肉 250 克，大米 250 克，酱油、精盐、食用油、淀粉各适量。

制法：先将大米洗净捣成米砂。猪瘦肉切成厚片，加入酱油、精盐、食用油、淀粉等拌均匀备用。然后将荷叶洗净，裁成 10 块，把肉和米砂包入荷叶内，卷成长方形，放蒸笼中蒸 30 分钟，取出即可食用。

功效：具有健脾养胃、降低血脂的作用。适用于高血脂、老年冠心病患者食用。

荸荠烧香菇

原料：荸荠 200 克，水发香菇 100 克，植物油、盐、白糖、味精各适量。

制法：先将荸荠洗净去皮、切片，香菇水发，后起油锅煸炒；然后加入盐、白糖、味精调味即可食用。

功效：具有和血化痰，降脂理气的功效。适合高血脂合并冠心病患者食用。

治疗高血脂并发肥胖症的药膳有哪些

柴胡降脂粥

原料：柴胡 12 克，白芍 12 克，泽泻 22 克，茯苓 30 克，粳米 100 克。

制法：先将柴胡、白芍、泽泻洗净煎取浓汁，然后将茯苓与粳米洗净放入锅中，加入备好的药汁，并加适量水，煮成粥。

用法：每天 1 次。

功效：具有疏肝解郁、降脂减肥的功效。适用于患高血脂合并肥胖症的患者。

白茯苓粥

原料：白茯苓 20 克，粳米 100 克。

制法：先将白茯苓磨成细粉，同粳米一起熬粥服用。

用法：每天分 2 次服用，早晚各 1 次，要趁温热服用。

功效：具有健脾除湿、利水消肿的功效。适用于高血脂合并肥胖症的患者。

冬菇云耳瘦肉粥

原料：猪瘦肉 60 克，云耳 20 克，冬菇 20 克，粳米 60 克。

制法：先将冬菇、云耳剪去蒂脚，用清水浸软，切丝备用，再把猪瘦肉洗净，切丝，腌制备用；粳米洗净，然后与冬菇、云耳一同放入锅内，加适量清水，文火煮成稀粥，再加入猪瘦肉煮熟，调味即可。

用法：适量服用，趁温热服用。

功效：具有补脾益胃、润燥降脂的功效。适用于高血脂合并肥胖症或合并动脉粥样硬化的患者。

蓑衣黄瓜

原料：黄瓜 250 克，花椒粒、辣椒面、盐、味精、白糖、醋、香油、植物油各适量。

制法：先将黄瓜洗净，去蒂，在一面切斜刀，但不切断，从头切到尾，在另一面切直面切刀，也不切断，从头切到尾。然后取小碗，倒入花椒粒和辣椒面；锅置火上，倒入适量植物油，待油温烧至九成热，关火，淋在花椒粒和辣椒面上，做成辣椒油。取盘，放入切好的黄瓜，最后加盐、味精、白糖、醋、香油和辣椒油拌匀，放入冰箱冷藏 1 小时即可。

用法：每天中午 1 次。

功效：具有清脂减肥的功效。适合高血脂、肥胖症患者食用。

蒸三菇

原料：水发草菇 150 克，水发香菇 100 克，水发口蘑 100 克，鲜汤 500 克，香菜 5 克，黄酒、精盐、白糖、味精、鸡油各适量。

制法：先将草菇、香菇、口蘑洗净，开水锅内焯后沥干，同放入炖碗内，加鲜汤、黄酒、精盐、白糖、味精、鸡油，盖上碗盖。然后取另一小碗，放入香菜，加适量汤，与三菇同时上笼蒸30分钟后，将香菜汤倒入三菇碗内，用保鲜膜1张将碗口密封后再上笼蒸30分钟即可。

用法：适量服用，趁温热服用。

功效：具有减肥降脂、防癌抗癌的功效。适合高血脂、高血压、肥胖症患者服用。

桃花冬瓜盅

原料：冬瓜1个，桃花20克，海米、虾仁、鸡丁、肉丁、干香菇（泡发备用）、口蘑、笋丁、鲜汤、精盐、味精、葱、生姜、黄酒各适量。

制法：先将冬瓜洗净，切下1/4为盖，除去冬瓜子、瓜瓤，加入海米、虾仁、鸡丁、肉丁、香菇、口蘑、笋丁。然后将桃花洗净，与鲜汤、精盐、味精、葱、生姜、黄酒一起放入冬瓜中，最后将切下的冬瓜盖盖上，入蒸笼中蒸约3小时，取出即可食用。

功效：具有减肥降脂、清热利湿的功效，适用于高血脂、肥胖症患者食用。

金针菇冬笋

原料：金针菇250克，冬笋100克，黄瓜50克，生姜丝、精盐、味精、葱花、花椒油各适量。

制法：先将金针菇洗净，切短；冬笋、黄瓜各洗净切成条。然后分别入沸水锅中焯熟捞出，挤去水，共入盘内，最后放葱花、生姜丝、精盐、味精，浇上炸好的花椒油拌匀即可。

功效：具有降脂减肥的功效。适合高血脂、肥胖症患者食用。

双冬枸杞叶

原料：鲜嫩枸杞叶250克，冬笋50克，水发冬菇50克，植物油、葱花、精盐、味精、白糖适量。

制法：先将枸杞叶择洗干净。将冬笋、冬菇切成细丝。然后炒锅上旺火，放植物油烧至七成热，下葱花稍煸，下入笋丝、冬菇丝略炒后随即将枸杞叶倒入锅内煸炒，最后加入精盐、味精、白糖，翻炒几下，起锅装盘即可。

功效：具有滋补肝肾、降脂减肥的功效。适合高血脂、肥胖症患者食用。

治疗高血脂并发糖尿病的药膳有哪些

南瓜麦麸粥

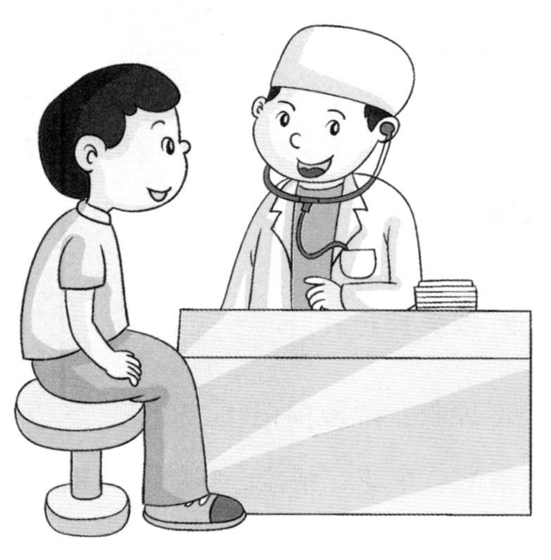

原料：青嫩南瓜250克，麦麸50克，粟米50克。

制法：先将南瓜洗净，切成小方块，入锅，加水煮至六成熟时，加入洗净的粟米，煮沸后再加麦麸，充分拌和均匀，煮熟至粟米熟烂即可。

用法：每天分早晚2次服用，并且要趁温热服用。

功效：具有滋阴补肾、健脾止渴、降血糖的功效。适用于糖尿病、高血压、高血脂、肥胖症、动脉粥样硬化的患者。

枸杞子粥

原料：枸杞子 20 克，糯米 50 克，白糖适量。

制法：先将枸杞子、白糖与已经淘洗干净的糯米一起放入砂锅中，然后加水 500 毫升，用旺火烧开后转用小火熬煮，待米汤黏稠时再焖 5 分钟即成。

用法：早晚 2 次服用，服用时要趁温热服用，可以长期服用。

功效：具有养阴补血、益精明目的功效。适用于糖尿病、高血脂、脂肪肝、冠心病患者服用。但是如果外感邪热和脾虚湿盛时就不宜服用。

桔梗拌黄瓜

原料：鲜桔梗 250 克，黄瓜 250 克，辣椒酱、精盐、醋适量。

制法：将鲜桔梗洗净，剥去外面黑皮，挤去水，投入沸水锅中焯一下，捞出切片。黄瓜切片，用精盐 2 克稍腌去水。将桔梗和黄瓜放在大碗内，加辣椒酱、精盐、醋调匀即成。

功效：具有宣肺止咳，降脂降糖的功效。适用于高血脂合并糖尿病患者。

茯苓豆腐

原料：茯苓粉30克，松仁40克，豆腐500克，胡萝卜40克，香菇50克，鲜汤200毫升，菜豌豆、玉米粒、鸡蛋（取蛋清）、盐、酒、胡椒粉各适量。

制法：先把豆腐用干净纱布包严，压上重物把水沥除。再把香菇用水发透、洗净，大者撕成两半。菜豌豆去筋、洗净，切作两段。然后将胡萝卜洗净切片。蛋清打入容器，搅拌均匀。豆腐与茯苓粉搅拌均匀，用盐、酒调味，加蛋清混合均匀，上面再放香菇、胡萝卜、菜豌豆、松仁、玉米粒，入蒸笼用武火蒸10分钟，再将鲜汤200毫升倒入锅内，最后用盐、酒、胡椒粉调味即可食用。

功效：具有健脾化湿、降脂降糖的功效。适用于高血脂合并糖尿病患者。

葱油萝卜丝

原料：白萝卜、胡萝卜各100克，食用油、食盐、葱末、味精、香油各适量。

制法：先将白萝卜和胡萝卜洗净，切丝，再加食盐少许腌半小时，挤去水分。然后在炒锅内放油烧热，爆香葱末，最后将热油淋浇在上述萝卜丝上，加味精、香油拌匀即可。

功效：具有健脾化痰、养肝明目、降脂降糖的功效。适用于高血脂、肥胖症、糖尿病和动脉粥样硬化患者。

按摩能治疗高血脂吗

适当的按摩具有疏通经络、宣通气血、调整人体各个器官功能的效果，适用于各种类型的高血脂患者。

研究表明，按摩能够促进身体热能的消耗，达到祛脂减肥的目的；按摩腹部可加大消耗能量，促进肠蠕动，使多余的食物残渣及时从肠道排出；按摩可促进新陈代谢，加快脂肪的代谢和吸收，对消化系统、内分泌系统、神经体液代谢、糖代谢等都具有双向调节作用；借助按摩疗法，还可促进毛细血管的再生，消除脂肪中的水分，加速脂肪组织的“液化”及利用，从而起到降低血脂的作用。总之，按摩有利于高血脂患者的康复。

常用的按摩穴位有哪些

中医治疗高血脂方法众多，除了口服用药，有时简单的穴位治疗也能取得一定的良效。针对本症“脾虚痰浊”的核心病机，常选择以下穴位组合使用。

足三里：该穴是足阳明胃经的穴位，是重要的保健要穴，具有健脾和胃的功能。位置：小腿近膝盖部位外侧摸到的隆起的腓骨小头下有一个凹陷，这个凹陷下 4 横指，再向外旁开一指处即为足三里。

三阴交：该穴是足太阴脾经的穴位，是肝、脾、肾三条阴经的交会穴，具有健脾养肝、滋补肾阴的功效。位置：小腿内侧，内踝尖上 4 横指，在胫骨内侧的后际。

阴陵泉：该穴是足太阴脾经的合穴，具有健脾理气，清热利湿的功效。位置：小腿内侧。膝盖下方隆起的胫骨内髁下方的凹陷即是。

丰隆：该穴是足阳明胃经的络穴，是最为常用的祛痰化浊的穴位。位置：小腿外侧，外踝尖上 8 寸（外踝与腓骨小头连线的中点），距胫骨前嵴 2 横指。

中脘：任脉的重要穴位，也是胃的募穴，八会穴的腑会，具有健脾益气，和胃化湿的功效。位置：剑突与肚脐的中点。

内关：手厥阴心包经的常用穴位。具有理气止痛，调理代谢及内分泌的功效。位置：前臂内侧，腕横纹中点向近端3横指处。

心俞：督脉经的常用穴位，具有益心活血，温通心阳，促进血液循环，增强代谢功能的作用。位置：背部第5胸椎棘突下，旁开2指宽处。

脾俞：督脉经的常用穴位，具有健脾益气的功效。位置：背部第11胸椎棘突下，旁开2指宽处。

肝俞：督脉经的常用穴位，具有疏肝和胃、养血行气、增强肝脏代谢和胃的消化功能的功效。位置：背部第9胸椎棘突下，旁开2指宽处。

按摩常用的手法有哪些

揉法

操作：手指或手掌要贴在皮肤等有关部位、压痛点或穴位处不移开，进行左右、前后的内旋或外旋揉动。

功用：具有宽胸理气、消积导滞、活血祛瘀、消肿止痛

等功效。揉时要注意手腕放松，以腕关节连同前臂一起做回旋活动，压力要轻。

掐法

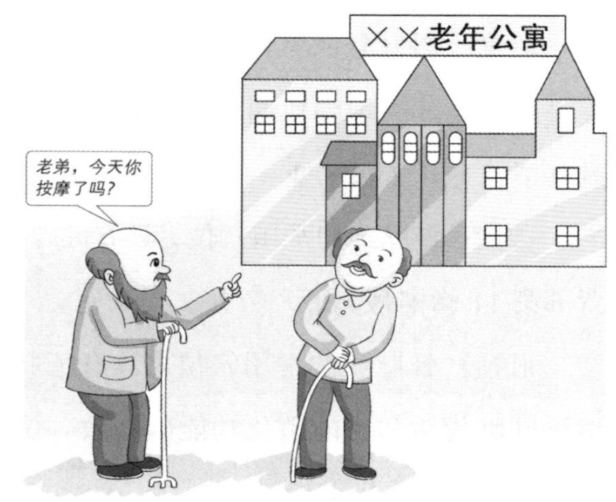

操作：在施治部位用手指指尖一上一下地按压穴位，或两根手指同时用力抠掐又不刺破皮肤。

功用：操作时一定要掌握好指力，掐后还要再轻揉片刻。

摩法

操作：把手掌掌面或食指、中指、环指指面附着于体表上施治部位肌肉，以腕关节连同前臂做环形的有节律的抚摩。

功用：具有理气和中、消积导滞、行气和血、消瘀散肿的功效，按摩胸腹、胁肋部常用这种手法。但是在运用时要注意腕部放松，用力自然。

按法

操作：用拇指或掌根按压施治部位时，一定要注意逐渐用力，深压捻动。

功用：具有安心凝神、镇静止痛、开通闭塞等功效，可运用于全身各个部位及穴位。

推法

操作：在施治部位，用手掌或手指向下、向外或向前推挤。推挤时要注意用力稳，速度慢，着力部位要紧贴皮肤表面。

功用：具有消积导滞、消瘀散结、通经理筋、消肿活血等功效，可在全身各部位使用。

搓法

操作：用双手的掌部挟住施治部位，用力做快速搓揉，并同时上下往返移动。

功用：具有调和气血、舒筋通络的功效，一般可作为按摩疗法的结束手法。

按摩治疗时有什么具体要求

腹部按摩主要用摩、按、捏、拿、合、分、轻拍、刺等手法操作。每次可做 10 分钟左右，以促进肠的蠕动、腹肌的收缩，使一些脂肪转化为热量而消耗。经常按摩能减少脂肪的堆积。

四肢按摩以推、拿等方法为主。上肢多用拿、搓、拍等手法，下肢多用推、拍、搓等手法。在脂肪堆积较多处可适当加重手法，自上而下，从前向后，以便使肌肉的毛细血管增加开放量，从而改善肌肉的代谢功能，增加脂肪消耗。

胸背部按摩以推、按、拿手法为主，手法不可过重，注意防止损伤胸骨及肋骨。一般每个部位按摩 15 分钟左右，先胸部，后腰背部。

臀部脂肪较多，按摩重点在两侧髂骨上下，以按、揉为主，手法宜重。

面、颈部按摩主要以揉、捏、分、拍手法为主，由轻到重，由颌部、颊部、鼻部、额部、耳部、颈部顺序按摩，每次约 10 分钟。

“短粗脖”的人，以颈部按摩为主，并且每日向前、向后、向左、向右摆头数次，有利于减少多余的脂肪。

如何利用穴位按摩降脂

自人体面部起重点穴位，从上至下，自前往后进行按摩，有升阳降阴，振奋经络之气，打通全身经脉的作用。

揉睛明 20 ~ 30 次，摩眼眶 10 圈，按印堂 30 次，揉太阳 20 ~ 30 次，分推前额 10 ~ 20 遍，推迎香（沿鼻两侧上推）10 ~ 20 次，揉耳捏耳 30 ~ 40 次，推听宫（中指在耳前、食指在耳后，反复上推）20 ~ 30 次，指击头部（两手下指微屈，叩击头部）40 ~ 50 次，揉百会 30 ~ 50 次，上推面颊 20 ~ 30 次，弹风池（揉擦大椎及肺俞）各 20 次，按揉脾俞及肾俞各 30 ~ 40 次，捶擦腰骶至腰热（先握拳捶，再反复下擦，继揉膻中）20 ~ 30 次，摩中脘（两手重叠先逆时针再顺时针）各摩 50 ~ 60 次，下推气海 50 次，擦胸部（两手配合呼吸先擦胸，再斜擦小腹）各 20 ~ 30 次，拿按肩井及肩胛 20 ~ 30 次，按揉尺泽、手三里，对拿外关及合谷各

20 ~ 30次，捻抹手指，每指3遍，擦上肢，内外侧各5 ~ 7次，下肢还须点风市，指尖叩击点10 ~ 30次，拿按血海、阴阳陵，按揉足三里、三阴交各20 ~ 30次，拳击下肢、搓下肢各7 ~ 10次，全身轻松精神爽。

高血脂并发动脉粥样硬化如何按摩治疗

按摩穴位：头部的太阳、百会、攒竹、印堂、人中、率谷、风池、桥弓，胸部的膻中，背部的肩井、心俞，上肢的曲池、合谷，下肢的足三里、太冲等穴。

按摩手法：

（1）用两拇指的背节处交替推印堂至前发际25次；

（2）用双手拇指指腹分推攒竹，至两侧太阳穴30次；

（3）用拇指指腹向下直推桥弓，先左后右，每侧10次；

（4）以百会为重点，用指端叩击头部2 ~ 3分钟；

（5）用拇指指端点按人中、膻中、心俞各50次；

（6）拿捏风池、肩井、曲池、合谷、足三里、太冲各

10 ~ 20 次；

（7）用双手大鱼际按揉太阳 30 次，按揉时的旋转方向均向前；

（8）以率谷为重点轻揉头侧面左右各 30 次；

（9）由前向后用五指拿头顶，至后头部改为三指拿，顺势从上向下拿捏项肌 3 ~ 5 次；

（10）用双手大鱼际从前额正中线抹向两侧，在太阳处按揉 3 ~ 5 次，再推向耳后，并顺势向下推至颈部做 3 次。

高血脂并发冠心病如何按摩治疗

按摩穴位：头部的太阳、印堂，胸部的膻中，背部的心俞、至阳、肝俞、脾俞，上肢的内关、神门、极泉，下肢的足三里、涌泉等穴。

按摩手法：

（1）用拇指指端按揉心俞并挤推至肝俞、脾俞各 2 分钟；

（2）按揉双侧内关各 100 次；

（3）重按至阳 80 次；

（4）拍打患者肩背部 1 分钟，手法要轻柔适当；

（5）拿揉上肢内侧肌肉 3 ~ 5 遍，并以中指点按极泉 40 次；

（6）点按神门、膻中各 50 次；

（7）按揉并搓擦涌泉，以热为度；

（8）按揉太阳、印堂、足三里各 50 ~ 100 次。

高血脂并发高血压如何按摩治疗

按摩穴位：头部的太阳、百会、神庭、攒竹、印堂、率谷、风池、桥弓，背部的肩井、肝俞、肾俞，上肢的曲池、合谷，足部的太冲、太溪、涌泉等。

按摩手法：

（1）用双手拇指背节处交替推印堂至神庭 25 遍；

（2）用双手拇指指腹分推攒竹至两侧太阳 25 遍；

（3）用拇指指腹向下直推桥弓，先左后右，每侧 10 遍；

（4）用拇指指腹按揉百会、印堂各 50 次；

（5）用双手大鱼际按揉太阳 30 次，按揉时的旋转方向均向前；

（6）以率谷为重点轻搓头侧面左右各 30 遍；

（7）拿捏风池各 10 次，以局部有轻微的酸胀感为佳；

（8）按揉肝俞、肾俞、曲池、合谷、太溪、太冲各 30 ～ 50 次；

（9）顺时针摩腹 3 ～ 5 分钟；

（10）由前向后用五指拿捏头顶，至后头部改为三指拿捏，顺势从上向下拿捏项肌 3 ～ 5 遍，拿捏肩井 10 ～ 20 次，拿捏上肢 2 ～ 3 遍；

（11）用双手大鱼际从前额正中线抹向两侧，在太阳处按揉 3 ～ 5 下，再推向耳后，并顺势向下推至颈部，做 3 遍；

（12）用双手掌根同时拍击下肢内、外侧 2 ～ 3 遍，然后擦涌泉至热，不拘次数。

高血脂并发糖尿病如何按摩治疗

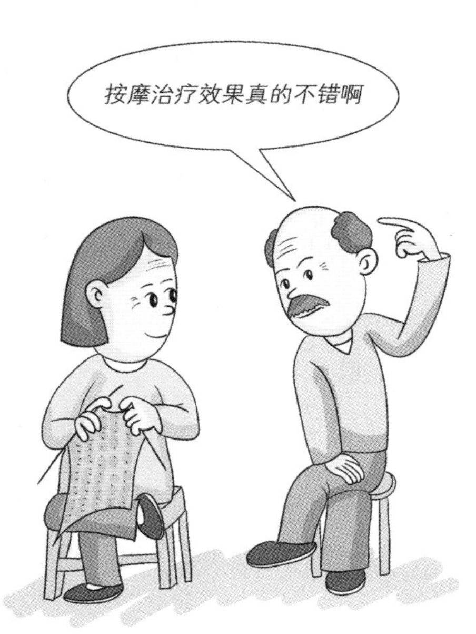

按摩穴位：头部的太阳、神庭、攒竹、印堂、率谷、风池、桥弓，胸腹的中脘，背部的肩井、肺俞、肝俞、脾俞、肾俞，上肢的曲池、合谷、内关，下肢的足三里、三阴交、太溪、太冲、涌泉等穴。

按摩手法：

（1）用双手拇指背节处交替推印堂至神庭 20 次；

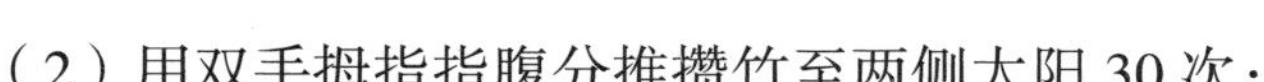

（2）用双手拇指指腹分推攒竹至两侧太阳 30 次；

（3）用双手大鱼际按揉太阳 30 次；

（4）以率谷为重点轻摩头侧面左右各 30 次；

（5）用拇指指端按揉肺俞、肝俞、脾俞、肾俞各 50 次；

（6）按揉中脘、足三里、三阴交、太溪、太冲各30 ~ 50次；

（7）拿捏风池、内关、合谷、曲池、肩井各10 ~ 20次，以局部有轻微的酸胀感为佳；

（8）用拇指指腹向下直推桥弓，先左后右，每侧10次；

（9）擦涌泉100 ~ 200次，以热为度。

足部降脂按摩如何进行

人体头、胸、腹、背部、四肢与足部的腧穴及特定区域存在着对应关系，并在生理功能、病理变化以及治疗作用方面彼此互相影响。刺激足部这些穴位或某些特定区域，可以调节脏腑功能，起到防治疾病的作用。高血脂属肝肾失调，脾失健运，水湿内停，滋生痰浊，引发诸症。足部反射区按摩调理脏腑功能，疏通全身经络，化痰祛瘀。适应高血脂，证属脾肝肾功能失调，痰浊阻遏。

按摩足部反射区：肾、输尿管、膀胱、肾上腺、垂体、甲状腺、肝、脾、淋巴等。

按摩手法：足部反射区按摩，采用全足按摩，重点加强的原则，用拇指推掌法和食指叩拳法，每次施术30 ~ 40分钟，每日 1 次。术后半小时内嘱患者喝白开水 300 ~ 500 毫升。10 次为 1 个疗程。

拔罐的方法有哪些

现代医学认为，拔罐治疗时，罐内形成负压，刺激各个器官，增强其功能活动，提高机体的抵抗力。

罐法，就是拔罐方法。合理选择罐法，对提高临床疗效具有重要意义。按照拔罐方式不同可分为以下几种。

留罐法

是指罐吸拔在应拔部位后留置一段时间的拔罐方法。留罐法可与走罐法结合使用，即先用走罐法，后用留罐法。

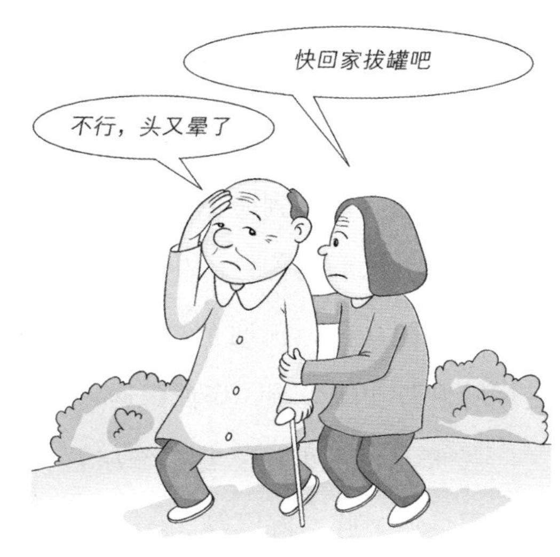

闪罐法

是指将罐吸拔在应拔部位后随即取下，如此反复一拔一起的一种拔罐法。排气的方法多用闪火排气或水煮（药煮）排气法。

走罐法

又称推罐法、拉罐法、行罐法、移罐法、滑罐法等，是指在罐具吸拔住后，再反复推拉、移动罐具，扩大施术面积的一种拔罐方法。此法且兼有按摩作用，在临床中较为常用。

响罐法

是指在取罐时有响声的一种拔罐方法。

旋罐法

是指罐具吸拔在应拔部位后，使其在原处向一个方向旋转的一种拔罐方法。

动罐法

是指罐具吸拔在应拔部位后，用手反复上提、下压或摇晃罐体（罐具不离开皮肤）的一种方法。

弹罐法

是指罐具吸拔在应拔部位后，用手指弹击罐体，或用力上下震颤，或震颤与摇晃结合等多种手法的一种拔罐方法。

水罐法

使用时，将火罐放入清水或药液中煮沸 3 ~ 5 分钟，然后用镊子夹出，沥出水液，迅速用毛巾擦去罐口沸水，趁热吸附于穴位或病痛局部皮肤。

上述 8 种罐法，前 3 种为临床常用罐法，后 5 种为增强前 3 种罐法的刺激量而配合应用的罐法。

拔罐时患者怎样选择体位

体位的选择原则是舒适持久，便于施术。

卧位

应用范围广泛。有仰卧位、俯卧位、侧卧位。对初诊、年老体弱、小儿和有过敏史、晕针史的患者，均宜采用卧位。常用卧位有以下 3 种。

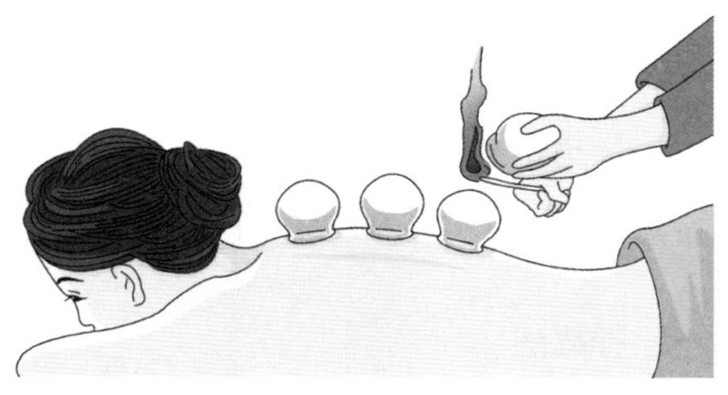

仰卧位：适用于取头面、胸腹、上肢掌侧、下肢前侧及手、足部的穴位时均可取此体位。患者平卧于床上，颈部及膝部膝弯处用枕头或棉被垫起。

俯卧位：适用于取头颈、肩背、腰骶及下肢后侧诸穴时可采用此体位。患者双肘屈曲手抱枕，面向下，下肢平放，俯卧于治疗床上。

侧卧位：适用于周身（除接触床的部位外）的各个部位诸穴时均可用此体位。患者侧卧于治疗床上，下肢可呈屈曲状。

坐位

一般地说，有条件采用卧位则不选用坐位，以防罐具脱落、损坏或晕罐等不良反应。常用坐位有以下 6 种。

正伏坐位：头部、颈项及肩背部。腰骶部取穴时可用此体位。患者端坐于一方凳上，两腿自然下垂，双肘屈曲，头向前倾靠于桌面上。

仰靠坐位：适用于前头部、颜面部、胸腹、腿部前侧等穴位。患者正坐，仰靠坐在椅子上，下肢落地。

侧伏坐位：侧头部、肩背部诸穴时可用此体位。患者坐在凳子或椅子上，双手侧屈和头侧向一边伏于桌面上。

屈肘仰掌坐位：头部、肩背部、胸部及上肢手前侧部诸穴时可用此体位。患者正坐在凳子上，双肘微屈，手平伸伏于桌面上。

屈肘俯掌坐位：头部、肩背部、胸部及上肢手背部诸穴时可用此体位。患者正坐，双肘掌面伏于桌面上。

屈肘拱手坐位：头部、肩背部、胸部及上肢外侧面诸穴时可用此体位。患者正坐，双肘弯曲置于桌面。

拔罐部位在拔罐前应做好哪些准备

若应拔部位皮下脂肪少，皮肤干燥者，拔罐前宜用消毒后的温湿毛巾擦拭，以减少漏气和烫伤；若应拔部位凹凸不平，或有头痛、溃疡等证者，宜用面垫或药面垫；若患者因疮疡而干硬者，宜预先用消毒温湿毛巾浸软，可以避免拔罐时疼痛，而且能吸拔得深入、彻底。

如果因治疗需要，在有毛发的地方（部位）或毛发附近处拔罐时，应预先剃去毛发，然后在应拔部位涂适量的凡士林，或采用面垫、药面垫；如果患者不愿剃发，或不能剃时，也可试用热肥皂水将毛发、皮肤洗刷干净后，再涂适量凡士林或垫面垫拔罐。

新罐初用、瘦弱患者及在骨骼突出处拔罐时，为防止罐口损伤皮肤或漏气，可在罐口涂少许凡士林。小儿拔罐时，必须先在应拔部位皮肤上涂一层凡士林，或贴一块湿布片（或湿纸片），以免损伤皮肤。

在每次拔罐前，对应拔部位皮肤用碘酒或75%乙醇进行常规消毒。

高血脂患者怎样用拔罐疗法

配穴方一

肝俞（双）、筋缩。

方法：采用梅花针叩刺拔罐法。患者取俯卧位，用梅花针中强度叩刺，以微出血为度，叩击面积应略小于火罐口，然后用闪火法拔罐，吸拔出2 ~ 3毫升血液，留罐5 ~ 10分钟即可。

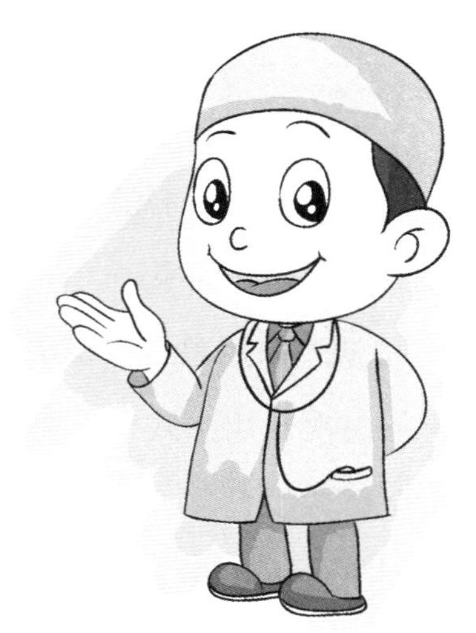

主治：原发性和继发性高血脂。

配穴方二

曲池、风池、足三里。肝火亢盛型配太阳、风府、阳陵泉；阴虚阳亢型配肝俞、肾俞、三阴交、太冲；肾精不足型，配血海、关元、阴陵泉、太溪、复溜。

方法：均用单纯拔罐法或水罐法。亦可随证选用不同的操作方法，如肝火亢盛型用刺络拔罐法；阴虚阳亢型用针罐法（针刺后拔罐）；肾精不足型用留针拔罐法。每次均留罐15 ~ 20分钟，每日或隔日1次，10次为1个疗程。

主治：高血脂。

配穴方三

主穴：大椎、心俞、肾俞。配穴：内关、足三里、丰隆、三阴交、承山、涌泉。

方法：采用单纯拔罐法。留罐10 ~ 20分钟。每日治疗1次。每次选用主穴1 ~ 2个，配穴3 ~ 4个，7 ~ 10次为1个疗程。

主治：早期原发性高血脂。

配穴方四

分 3 组：一为大椎、肝俞、承筋；二为灵台、胆俞、委中；三为脾俞、肾俞、足三里。

方法：采用刺络拔罐法。重点取背部俞穴及下肢穴。每次选 1 组穴，交替使用。隔日 1 次，每次留罐 20 分钟，10 次为 1 个疗程。

主治：高血脂。

配穴方五

大椎、肝俞（双）。

方法：采用留针拔罐法。用毫针直刺至有针感下传时留针，并在针柄上放一酒精棉球，点燃后，将罐罩上拔罐，留罐 15 ～ 20 分钟。隔 2 ～ 3 日治疗 1 次，5 次为 1 个疗程。

主治：高血脂。

配穴方六

肝俞（双）至肾俞（双）。

方法：采用梅花针叩刺后走罐法。先用梅花针以中重度刺激，从肝俞叩刺至肾俞止，从左至右叩刺 3 ～ 5 遍后，以

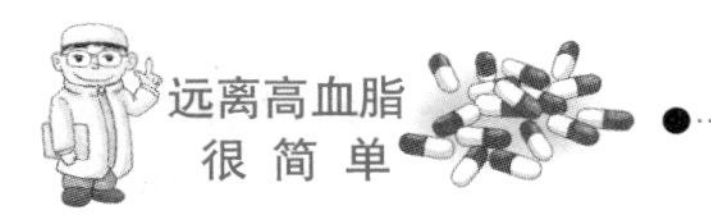

凡士林油膏涂于皮肤和罐口，再按上述顺序用走罐法，至皮肤紫红色为度。再在肝俞、肾俞穴上（双侧）各闪罐 4 ~ 5 次。每 3 日治疗 1 次。

主治：高血脂。

患者伴高血压怎样用拔罐疗法

配穴方一

大椎、肝俞、筋缩、委中。

方法：采用刺络拔罐法。先用三棱针点刺，以微出血为度，然后进行拔罐，留罐 10 ~ 15 分钟。肝火亢盛型和肝阳上亢型加用外敷方（药用吴茱萸适量，研细末，用米醋调成稠糊状，外敷涌泉穴），外以消毒纱布包扎好。最好在睡前敷上，每次敷 12 ~ 24 小时。一般敷 1 次，最多 2 次即可。

主治：高血脂伴高血压。

配穴方二

从大椎至腰俞，督脉及两侧膀胱经内侧循行线。

方法：采用走罐法或梅花针叩刺后，再行走罐法。从上至下，从左至右走罐至皮肤紫红色为度。隔日 1 次，10 次为 1 个疗程。有心脏病或肾脏病者，走罐后，于心俞、志室穴上闪罐 4 ~ 5 次，然后取曲池、足三里施以针刺后拔罐，留罐 10 ~ 15 分钟。

主治：高血脂伴高血压。

配穴方三

新设、大杼、心俞、肝俞、肾俞、关元俞、白环俞、承扶、殷门、委中、承山。

方法：采用单纯罐法或涂药罐法，留罐 10 ~ 15 分钟，每 1 ~ 2 日施术 1 次。

主治：高血脂伴高血压。

提示：降压后，必须配合调理来巩固疗效。有心脏病或肾脏病者，在心俞或志室穴上施行毫针、皮肤针罐法或挑罐法，或于起罐后加闪罐 5 ~ 6 次；头痛甚者，加太阳、额中穴施行出针罐法；血压较高、症状严重者，加大椎、涌泉穴，点刺放血 0.5 毫升左右。

配穴方四

第7颈椎至骶尾部督脉及其两侧膀胱经内侧循行线、曲池、足三里或三阴交。

方法：①采用走罐法、闪罐法和出、留针罐法。先在背部督脉和膀胱经走罐至局部皮肤紫红，有心脏病或肾脏病者，起罐后于心俞、志室穴上闪罐数次，然后再于其他穴位上施行出、留针罐法，留罐10～15分钟，每1～2日施术1次。②采用单纯罐法或涂云香精罐法（背部膀胱经为密排罐式），留罐15～20分钟。起罐后，在上背、腰背、骶部及四肢穴位上寻找数点明显丹痧施行挑痧法。每1～2日施术1次。

主治：高血脂伴高血压。

配穴方五

委中、曲泽、大椎、曲池、足三里、肝俞、肾俞。

方法：采用刺络、留罐、闪罐和走罐法。取委中、曲泽两穴先行刺络放血，然后用坐罐法吸拔余血，留罐5分钟左右，此法仅限用于发作期；取大椎穴，用闪罐法，反复吸拔20余次；取曲池、足三里两穴用坐罐法，留罐10分钟左右；

取肝俞、肾俞两穴用走罐法，至局部出现暗紫色瘀斑为止。发作期每日 1 ～ 2 次，缓解期 2 ～ 3 日 1 次。

主治：高血脂伴高血压。

提示：①血压过高者，应配合药物等治疗方法协同降压；②平时要注意劳逸结合，调畅情绪，少食辛辣刺激物及富含胆固醇的食物，戒烟、酒等有助于提高治疗效果。